Das Sonnengebet

Das Sonnengebet

Yoga-Übungen für Jedermann

von
Shrimant Balasahib Pandit Pratinidhi
Rajah von Aundh

Falttafel mit 10 Abbildungen

Artha

Aus dem Englischen übertragen von Maria v. Schwelnitz
Die Originalausgabe führt den Titel
THE TEN POINT WAY TO HEALTH

ISBN 978-3-89575-096-0
20. Auflage
Copyright by Artha Verlag
D 87466 Oy-Mittelberg/Allgäu
www.artha.de

Fotos: Wanda Gerber-Schmölz
Umschlag-Bild: Joujou / www.pixelio.de
Gestaltung, Cover und Layout: Rolf Mihm
Druck: Steinmeier, Deiningen

Inhaltsverzeichnis

Inhaltsverzeichnis

Einleitung

1.

Vor etwas mehr als einem Jahr hatte ich in meiner Eigenschaft als Journalistin den Vorzug, mit einem der vitalsten Menschen zu sprechen, die mir je begegnet sind - und ich habe Hunderte von hervorragenden Männern und Frauen unserer Zeit interviewt.

Es war der Rajah von Aundh, regierender Fürst eines der indischen Staaten, ein weiser Gesetzgeber und Menschenfreund, der sein Land in einen modernen, fortschrittlichen Staat umwandelte, aus welchem Alter, Schmerz, Krankheit, Kummer und wirtschaftliche Übelstände nach und nach verbannt werden.

Ich hatte schon vorher erfahren, daß der Rajah über siebzig war, und da ich weiß, daß die Inder früh altern, war ich um so mehr auf die schlaffen Muskeln und tiefen Runzeln gefaßt, welche überall in der Welt die überwiegende Mehrzahl der "alten Leute" kennzeichnen.

Man stelle sich daher mein Erstaunen vor, als mich sein Sekretär im Salon einer Zimmerflucht des Savoyhotels dem Rajah vorstellte, denn ich sah einen Mann vor mir mit den lebhaften, geschmeidigen Bewegungen der Jugend, den leuchtenden Augen eines Jünglings, mit starken, glänzenden, weißen Zähnen, festen Muskeln, strahlendem Lächeln und einem Geist, der schnell wie der Blitz arbeitet.

Er wirkte wie ein Mann anfangs der mittleren Jahre. Später erzählte er mir, daß er seit achtundzwanzig Jahren niemals krank, nicht einmal erkältet gewesen sei.

"Sie scheinen überrascht zu sein, daß Sie nicht den üblichen Zittergreis vor sich sehen!" sagte er, und sein Sekretär stimmte in unser Lachen ein. Es war unmöglich, der Heiterkeit dieses jungen Mannes von einundsiebzig Jahren zu widerstehen.

2.

Dann erzählte mir der Rajah eine Geschichte vom Heilen und von der Erneuerung der Lebenskraft, die wie die Entdeckung des langgesuchten Jungbrunnens klang.

Jedoch das Geheimnis war nichts so Wunderbares; es lag in einer Reihe von Übungen, die er "Surya Namaskars" - wörtlich übersetzt "Sonnengebet" nannte.

Sie wären die Einfachheit selbst, erklärte er, und man braucht nur fünf oder sechs Minuten, um einen Turnus von fünfundzwanzig Zyklen auszuführen; irgendwelche Ausrüstung erforderten sie nicht.

Ein grundlegender Teil der Surya Namaskars sei das Atmen - drei gut eingeteilte Atemzüge gehörten zu jedem Zyklus von zehn Einzelübungen.

Jeder könnte es damit versuchen, Männer und Frauen jeden Alters. Sie kosteten nichts, es sei nichts dazu erforderlich als ein ebenes Stück Fußboden, etwa 60 x 220 cm.

Der Rajah hatte einen Film mitgebracht, der in seinem Palast und in seiner staatlichen Schule aufgenommen war, und ihn selbst, seine Gemahlin, seine Kinder und seine Untertanen bei diesen Übungen zeigte; er ließ mir diesen Film vorführen.

Die Rani, eine entzückende Frau von sechsunddreißig, die acht Kinder geboren hatte, sah wie ein Mädchen von sechzehn aus. Ihr Körper war schlank und geschmeidig und zart gerundet. Man sagte mir, sie sei ungewöhnlich kräftig und litte bei der Geburt ihrer Kinder tatsächlich kaum Schmerzen.

"Die Wirkung der Surya Namaskars auf die Frauen ist sogar noch erstaunlicher als die auf die Männer", sagte der Rajah. "Unsere Frauen altern erschreckend schnell, aber jetzt können sie die Vitalität und Schönheit ihrer Jugend bis ins fortgeschrittene Alter behalten."

Eine andere Darstellerin in diesem Film war eine sechzigjährige Mutter von zehn Kindern, die ihr ganzes Leben lang an Rheumatismus und überflüssigem Fett gelitten hatte. Sie hatte vor dreizehn Jahren mit den Namaskars angefangen; ihr Rheuma war vollkommen verschwunden und sie wirkte jetzt "so jung und schlank wie ihre Töchter".

3.

Ich war von der Geschichte des Rajah tief beindruckt, aber - ich bin nun einmal eine skeptische Journalistin - nicht völlig überzeugt. Als ich zum Büro meiner Zeitung, der *News Chronicle* ging, um mein Interview für die Ausgabe des nächstens Tages niederzuschreiben, unterzeichnete ich es nicht - denn um es mit meinem Namen zu zeichnen, hätte ich fester daran glauben müssen, als ich es tatsächlich tat.

Ein Jahr früher hätte ich den Rajah und seine Erzählungen im Wirbel der Fleet Street, wo schon im Laufe einer knappen Stunde ein Ereignis das andere jagt, schnell vergessen.

Doch jetzt hatte ich volle zwölf Monate ungewöhnlicher Spannungen und Anstrengungen hinter mir und spürte zum ersten Mal die Möglichkeit einer Verringerung des reichlich vorhandenen Kapitals an Energie, mit dem mich die Natur ausgestattet hatte.

Außerdem fingen gerade meine Ferien an. Das Bild des alterslosen Mannes begleitete mich zur Küste von

Dorset, und dort ertappte ich mich eines Morgens dabei, daß ich die Surya Namaskars in dem Sinne probierte, in dem der Rajah sie mir beschrieben hatte.

Vom ersten Augenblick an spürte ich, wie die verloren geglaubte Energie wieder in meinen Körper zurückfloß. Natürlich übertrieb ich die Übungen daraufhin und überanstrengte einige Muskeln so, daß ich einige Tage hinkte. Doch ich ließ mich nicht entmutigen und übte beharrlich weiter, und schon nach etwa sechs Wochen begriff ich die Richtigkeit vieler Worte des Rajah, die mir bisher verborgen geblieben war.

Inzwischen hatte sich ein Strom von Briefen in das Büro der *News Chronicle* ergossen, die weitere Auskünfte über den "Jungbrunnen" und die "zehn Schritte zur Gesundheit" forderten - über die Übungen, die ich in meinem Interview mit dem Rajah geschildert hatte; das Ergebnis war, daß mich der Redakteur bat, eine Serie zu schreiben, die alle Einzelheiten über Surya Namaskars brachte.

Dadurch kam ich in Berührung mit einem dreiundzwanzigjährigen Sohn des Rajah, der in London Jura studierte, um seinem Vater bei der Verwaltung seines Staates helfen zu können.

Shrimant Appasahib war schon körperlich ein Prachtexemplar - aber er hatte etwas noch viel Eindrucksvolleres an sich als seine physische Vollkommenheit. Er besaß mitten im nervenzerreißenden Trubel Londons eine olympische Ruhe und Gelassenheit.

Er hatte täglich seine Surya Namaskars gemacht seit er ein kleiner Knabe war, und er schrieb es diesen Übungen zu, daß er niemals krank gewesen war und niemals eine Spur von Furcht kennengelernt hatte. Ich sah ihm zu, als er für Bilder, die im *News Chronicle erschienen,* fotografiert wurde. Als er die etwa zwölf dazu nötigen Namaskars beendet hatte, war er so frisch und strahlend, als sei er eben aus einer ewigen Quelle gestiegen.

Es sei der große Vorteil dieser Übungen, sagte er mir, daß sie keinen einzigen Teil des Körpers anstrengen und keine einzelnen Muskeln auf Kosten anderer entwickeln, sondern zu jeder Zelle und Sehne vordringen, sie anregen und zur Harmonie stimmen. Sie "lassen den Körper singen".

In diesem Sinne wandte sie Shrimant Appasahib unmittelbar nach einem Tag harten Sportes - wie nach dem Skilaufen - als Medizin an, um Muskelkater und Mattigkeit vorzubeugen.

Sie hatten auch seine Nerven für die juristischen Examen in guter Verfassung gehalten, erzählte er mir, indem sie jede Spur von Unsicherheit auslöschten und sein Gehirn frei und klar machten.

4.

Die Serie im *News Chronicle* mit den Fotografien von Shrimant Appasahib erschien bald darauf, und noch heute bekomme ich regelmäßig Briefe von Leuten aus ganz Britannien und aus dem Ausland, welche sich an die Übungen gewöhnt und großen Nutzen daraus gezogen haben. Sie haben mir von beachtlichen Heilungen berichtet, von der Wiederherstellung ihres Glaubens und ihrer Hoffnung, und von der Erstarkung ihres Gefühlslebens, das ihnen jedes Erwachen zu einem Freudentag macht.

Diese Briefe kommen aus der sehr umfassenden Leserschicht einer großen Zeitung - von Ärzten, Lehrern, Bankiers und Bankangestellten, von Dichtern, Saxophonisten, Zeitungsverkäufern, Scheuerfrauen, Stenotypistinnen, pensionierten Beamten, Schriftstellern, Ingenieuren, Schauspielern und Dutzenden anderer Berufstätigen.

Ein Brief berührte mich besonders stark, und ich gebe ihn hier wieder - ich möchte nur den Namen und die Adresse nicht nennen.

Sehr geehrter Herr,

nachdem ich bereits viele Jahre Leser Ihres Blattes bin, würde ich Louise Morgan gerne auf diesem Wege für die Surya Namaskars danken.

Zunächst: Ich bin Bergmann, und ich habe in den ...Kohlengruben gearbeitet, seit ich achtzehn Jahre war, und nun bin ich zweiundfünfzig, und fast die ganze Zeit habe ich gebohrt, das heißt Stollen von einem Kohlenflöz zum andern getrieben, mit einem Preßluftbohrer, den man gegen den Körper drückt, um Löcher zu bohren, die nachher mit Pulver gefüllt und zur Explosion gebracht werden. Man räumt auf und bohrt weiter, bis man auf die Kohle kommt. Manchmal ist das Gestein so hart, daß man über eine Stunde braucht, um einen Meter zu bohren. Stellen Sie sich bloß den Staub vor, der sich nicht setzen darf wegen der Absaugevorrichtung und all der neuen Erfindungen. Da muß man einen großen Prozentsatz Staub einatmen. Denn jede Explosion wirbelt durch die Erschütterung fünfzig Meter weit Staub auf. Kein Wunder, daß drei meiner Kameraden starben, ehe sie dreiundvierzig waren. Und was meine eigene Gesundheit betrifft - nun, am 22. Februar vor zwei Jahren mußte ich die Arbeit aufgeben, wegen Silicosis; ich war geröntgt worden, und sie hatten gefunden, daß beide Lungen davon ergriffen waren. Ich bekomme dafür eine Wochenrente.

Wenn ich meinen Amtsarzt aufsuche, der anderthalb Meilen von hier wohnt, kommt ein steiler Hügel, der ungefähr sechzig Meter ansteigt. Jedesmal, wenn ich zum Doktor gegangen war, mußte ich auf halbem Wege ein paar Sekunden stehen bleiben, um wieder Luft zu schnappen, und jetzt kann ich den ganzen Weg ohne Pause ziemlich rasch gehen, ohne etwas zu merken.

Ich hatte zufällig Louise Morgans ersten Artikel über die Übungen gelesen, aber ich hatte nicht viel davon gehalten, bis zum nächsten Morgen; da lag ich im Bett und war zu müde, um aufzustehen und dachte und wünschte bloß, ich könnte 100 Meter in fünfundzwanzig Sekunden machen - und dann dachte ich an die Lungen, die träge waren, und wenn ich sie bloß zum Arbeiten bringen könnte! Also kroch ich aus dem Bett und nahm die Grundstellung ein, und dann atmete ich ein und wollte bis sieben zählen, aber als ich bei drei war, war ich schon erledigt, aber ich hielt durch und atmete aus, bis ich vier zählte, und dann befolgte ich es jeden Morgen, sobald ich aus dem Bett kam. Ich fühle mich jetzt viel besser und kann schon neun zählen, und statt zwei Stunden draußen auf dem Felde, die mich ganz fertig machten, kann ich jetzt sechs Stunden draußen sein, ohne besonders müde zu werden. Der Doktor sagte mir, in ein paar Jahren werde ich wieder arbeiten können.

Daran sollten alle Leidensgenossen denken - die Nerven sind besser, die trüben Gedanken sind weg. Sie sollen nur die Atemübungen versuchen.

Wenn Sie gerne eine Abschrift des Attestes haben wollen, werde ich Ihnen eine schicken.

Schütteln Sie Louise Morgan für mich die Hand, denn

ich fühle mich als neuer Mensch.

Hochachtungsvoll

Das Zeugnis solcher aus freien Stücken geschriebenen Briefe und dazu meine eigenen persönlichen Erfahrungen haben mich überzeugt, daß die Surya Namaskars eine heilende, stärkende und wiederbelebende Wirkung auf den ganzen Menschen haben - auf Gemüt und Geist nicht weniger als auf den Körper.

Sie helfen der Frau ebenso wie dem Mann, weil sie bezwecken, die individuelle Persönlichkeit bis zum vollsten Ausmaße zu freier Entfaltung zu bringen.

Eine gewisse Erklärung ihrer starken Wirkung kann man vielleicht darin finden, daß sie der Niederschlag menschlicher Erfahrung durch Hunderte von Generationen sind. Der Rajah betont ihren uralten überlieferten Ursprung; er selbst hat sie nur verbessert und ausgearbeitet.

Sie umschließen den vollen Kreis menschlicher Aktivität seit der Austreibung aus dem Garten Eden: das nach unten Pressen des Keltertreters und der Frau in den Wehen, das stolze Recken des Kriegers und der Schönen, das Schweigen des Schnitters und des Webers, die gestraffte Anspannung des Läufers und der Mutter, die ihr Kind schützt, das Niederbeugen des Jäters, des Wäschers und des Menschen beim Gebet.

In unserer mechanischen Zeit sind diese natürlichen körperlichen Bewegungen verloren gegangen oder verzerrt, und sie neu aufleben lassen, heißt etwas von der primitiven Kraft und Harmonie ihres Wesens wiederherzustellen.

Wir Leute aus dem Westen sind ein junges Volk. Der Osten hat einen sehr langen Weg hinter sich.

5.

Bei den östlichen Übungen ist die Bewegung immer mit dem Ton verquickt. Die Rezitation der *Mantras* - das sind gewisse Silben, die so alt sind, daß ihre Bedeutung verloren gegangen ist - ist unerläßlich mit dem Ritual der Gesundheit oder der Religion verknüpft.

Der Rajah wünscht indessen dringend, daß man weiß, wie fern ihm jeder Bekehrungsversuch liegt. Die *Mantras* sind im wesentlichen nichtreligiös, und ihre Heilkraft ist nicht religiösen Ursprungs. Anstelle der Mantras (sie lauten *hram, hrim, hrum, hraim, hraum* und *hrah*) kann man die einzelnen Vokale und Konsonanten, aus denen sie zusammengesetzt sind, mit dem gleichen Erfolg aussprechen.

6.

Die Surya Namaskars sind schon in mehreren Auflagen erschienen, und jede Auflage war bereits wenige Wochen nach dem Erscheinen vergriffen.

Der Rajah war so fest überzeugt von der guten Wirkung der Surya Namaskars auf die physische, seelische und geistige Verfassung der Menschen, daß er das Buch auf eigene Kosten drucken ließ, während jeder Betrag, den es bringt, an die Wohlfahrtsarbeit für die Jugend seines Staates abgeführt wird.

Ich möchte an dieser Stelle allen, die mir bei der europäischen Fassung behilflich waren, meinen aufrichtigen Dank sagen.

Louise Morgan

Die zehn Schritte
auf dem Wege zur Gesundheit
Gesundheit -
eine selbstverständliche Gewohnheit

Die meisten Menschen denken, sie könnten mehr von ihrem Leben haben, wenn sie geschäftlich besser vorwärts kämen; aber sie unterschätzen die Tatsache, daß sie geschäftlich besser vorwärts kommen würden, wenn sie sich ihres Lebens mehr erfreuen könnten.

Wenn sie aber nicht gesund sind, können sie sich niemals ihres Lebens freuen.

Daher ist es die erste Pflicht des Menschen, für eine tadellose Gesundheit Sorge zu tragen. Sein Erfolg in jeder Hinsicht - finanziell, gesellschaftlich und persönlich - hängt wesentlich von seiner Gesundheit ab.

Der jährliche Verlust, der dem Handel und der Industrie - ganz zu schweigen von den Entbehrungen der betroffenen Familien - durch Krankheiten und physische Behinderungen der Arbeitenden entsteht, ist überhaupt nicht abschätzbar.

Der Philosoph Emerson sagt: "Der erste Reichtum ist die Gesundheit. Krankheit ist armselig und kann nicht mehr schaffen; sie muß mit ihren Hilfsquellen haushalten, um überhaupt zu leben. Die Gesundheit aber oder die Fülle entspricht ihrem eigenen Zweck und hat mehr als sie braucht, fließt über, überflutet die Nachbarschaft und füllt die Bäche des Lebensbedarfs anderer Menschen."

Ich glaube, es ist jetzt das Gebot der Stunde, allen Ernstes energische Anstrengungen zu machen, um die europäische Degeneration und die wirtschaftliche Unsicherheit in der ganzen Welt zu überwinden, die durch

Nervosität und mangelhafte Gesundheit entstanden sind. Man hat bisher schon eine ganze Anzahl verschiedener Wege und Methoden versucht, jedoch mit geringem Erfolg. Trotz aller Fortschritte der medizinischen Wissenschaft sind die alten Kranheiten im Zunehmen begriffen, und immer neue treten in Erscheinung.

Schuld daran trägt die unverzeihliche und geradezu sträfliche Vernachlässigung des weisen Grundsatzes: *Krankheitsverhütung ist besser als Heilung.* Wir sollten jetzt unser Hauptaugenmerk in erster Linie auf Maßnahmen richten, durch die wir Krankheiten verhüten und nicht erst zu kurieren brauchen. Das ist der einzige Weg, um die unheilvolle Kette der Erbgesetze zu durchbrechen, welche die Krankheit der Eltern auf die Kinder überträgt. Wenn man ein Geschlecht von gesunden Eltern schafft, so wird es gesunde Kinder geben. Wir wollen unsere unglückliche Generation vergessen und für die Zukunft aufbauen!

Daher sollte eine wissenschaftlich geprüfte und systematische Form der Leibesübungen, geeignet, die jungen Körper zur höchstmöglichen Vollendung zu entwickeln, der neuen Generation allgemein zwangsläufig vorgeschrieben werden, ganz besonders der Jugend in den Schulen, Akademien und Universitäten.

Für die Gesundheit gibt es keine Blitzkuren und keine Allheilmittel. Sie muß durch die Einhaltung einer strengen Lebensordnung erworben und für die Dauer erhalten werden. Aus langer Beobachtung und eigener persönlicher Erfahrung sind wir zu der Überzeugung gekommen, daß es seitens der Einzelnen einer beharrlichen Bemühung bedarf, stark und gesund zu werden und zu bleiben.

Die große Aufgabe heißt nun: in der Jugend die Gesundheit zur Selbstverständlichkeit zu machen.

Leibesübungen waren immer und sind noch heute dem menschlichen Wesen zur Gesundheit erforderlich. So notwendig wie Wasser, Nahrung, Luft und Sonne. In unserem derzeitigen anstrengenden Kampf ums Dasein sind sie für jeden modernen Menschen unentbehrlich, damit er imstande ist, sich selbst und seine Familie zu ernähren und eine Hilfe, und nicht ein Hindernis, zu sein für die Gemeinschaft, in der er lebt, und für die Welt.

Fast alle Kinder unterhalten sich bis zum Alter von etwa acht Jahren damit, herumzulaufen und sich ordentlich auszutoben und allerlei Spiele im Haus wie im Freien zu spielen. Sie sind normalerweise so aktiv, daß ihr Muskelsystem in ziemlich guter Form ist und ihre Körperfunktionen ungefähr normal bleiben. Sobald sie jedoch für endlose Stunden in Schulzimmern eingesperrt werden und ihre kindliche Rundlichkeit verschwindet, um weiterer körperlicher Entwicklung Raum zu geben, muß man sie veranlassen, jeden Tag ohne Ausnahme ein paar methodische körperliche Übungen zu machen.

Bevor ein Knabe oder ein Mädchen begreift, wie unerläßlich notwendig regelmäßige Übungen für die körperliche und geistige Entwicklung (Gesundheit, Kraft, Mut und Gewandheit) sind, sollten Eltern, Erziehungsberechtigte und Lehrer sie zu systematischen Leibesübungen zwingen.

Diese lebenswichtige Notwendigkeit dem Belieben oder der Laune der Kinder zu überlassen, genügt heutzutage schlechthin nicht, besonders wenn die jüngere Generation erheblich schwächer an Initiative, Vitalität und

Langlebigkeit ist. Es ist höchste Zeit für uns, sofortige Schritte zu tun, um diese zunehmende Degeneration aufzuhalten. Wir dürfen nicht in unserer alten, selbstzufriedenen Art fortfahren!

In dem "Handbuch des Kultusministeriums, Abt. Erziehung", das für die Lehrer der britischen Schulen herausgegeben wurde, stehen die Worte:

"In erster Linie ist natürlich die Gesundheit einfach das Leben, das man führen muß und kein Gegenstand, den man in der Schule lernen kann. Kinder werden sich wahrscheinlich viel eher die Gewohnheit eines gesunden Lebens aneignen, wenn sie dazu erzogen sind, die Übungen auszuführen, auf denen die Gesundheit beruht, als wenn sie lediglich Belehrungen, hauptsächlich theoretischer Art erhalten. Die Natur erleuchtet junge Kinder noch nicht so weit, daß sie solche Übungen durchführen, wenn man sie sich selbst überläßt. Sie bedürfen einer tatsächlichen Einführung in das Leben der Gesundheit. Daher soll man von ihnen *verlangen, als regelmäßige Alltagsgewohnheit* gewisse der Gesundheit dienliche Übungen zu machen. Studium und Ausbildung der Gesundheit müssen vom ersten Tag an ein Teil des täglichen Schullebens sein! Dieses Studium sollte im Geiste der Kinder nicht nur mit der Vorstellung einer Pflicht gegen Kameraden, Schule und Elternhaus verbunden sein, sondern auch mit dem Gedanken an das Wohlergehen und Glück der Nation als Ganzes."

Doch obschon es bei weitem das beste ist, wenn man schon als Kind in dieses "Der-Gesundheit-Leben" eingeführt wird, so ist es doch nie zu spät, damit anzufangen - selbst wenn man siebzig ist.

Diese Tatsache können wir gar nicht stark genug betonen. Wir haben Frauen in den Fünfzigern und Männer in den Sechzigern gesehen, die nicht gesund waren, da sie an Rheumatismus litten oder über schlechte Haut, ausfallendes Haar, Verdauungsstörungen, Husten, Rückenschmerzen und Dutzende anderer Übel klagten, aber duch die richtigen Leibesübungen wieder stark und gesund wurden.

Die Bedeutung der Surya Namaskars

Gibt es eine allgemeine Art von Übungen, die für jedes Alter geeignet sind - für Kinder ebenso wie für Männer und Frauen, die nichts kosten und sich in kurzer Zeit ausführen lassen, ohne Beiwerk, zu jeder Zeit und an jedem Ort?

Ja, es gibt diese Übungen, und sie heißen Surya Namaskars. Unsere indischen Leser würden sofort verstehen, was wir meinen. Den Lesern aus dem Westen aber müssen wir eine Erklärung geben.

"Surya Namaskars" heißt wörtlich übersetzt "Sonnen-Huldigungen" oder "Sonnen-Gebete". Sie reichen als Brauchtum Tausende von Jahren zurück. Damals wie heute blickte der Mensch zur Sonne auf nach Licht, Wärme, Gesundheit, Reinlichkeit und Nahrung. Die Sonne reinigte die Dinge, die im Dunkeln geschwärt und gemodert oder Krankheitskeime aufgehäuft hatten. Die Sonne verursachte Wachstum und Reifen der Früchte, des Korns und der übrigen Nahrungsmittel, durch die der Mensch sein Leben erhielt. Für die frühen Menschen war die Sonne der Lebensspender, und die Denker und Weisen des alten Indiens bezeigten ihre Dankbarkeit, indem sie ihr bei ihrem Aufgang und ihrem Untergang Huldigungen in Form von Leibesübungen darbrachten. Sie verneigten sich vor der Sonne, wie man sich noch heute vor jemanden verneigen würde, welcher der Menschheit so viele unschätzbare Güter schenkt.

"Sonnen-Anbetung" halten viele Menschen der westlichen Welt für eine arge Gotteslästerung, weil sie sie gar nicht richtig verstehen. Der große deutsche Philosoph und Gelehrte Ernst Haeckel kannte schon die Wirklichkeit, die hinter dem Sonnen-Symbol liegt. Er schrieb:

"Die Sonne ist die Gottheit des Lichtes und der Wärme, auf deren Einfluß alles organische Leben unbewußt oder direkt beruht. Die Sonnen-Anbetung (Solarismus oder Heliotheismus) scheint dem modernen Wissenschaftler die beste aller Religionsformen und die einzige, die sich am ehesten mit dem modernen Monismus vereinigen läßt. Denn die modernen Astrophysiker und Geogeniker haben uns gelehrt, daß die Erde ein Bruchstück ist, das von der Sonne abgeschleudert wurde, und das dereinst möglicherweise zum Busen seiner Mutter zurückkehren wird...

Tatsächlich hängt unser ganzes körperliches und geistiges Leben letzten Endes (wie alles organische Leben) vom Licht und der Wärme der Sonne ab. Auch ist es Tatsache, daß die Sonnen-Anbeter vor Tausenden von Jahren auf einer höheren geistigen und moralischen Stufe standen als die meisten anderen Theisten. Als ich 1881 in Bombay war, beobachtete ich mit größter Anteilnahme die erhebenden Riten der frommen Parsen, die am Meeresufer stehend oder auf ihren Gebetsteppichen kniend der Sonne bei ihrem Auf- und Untergang ihre Verehrung bekundeten."

Für alle, die dazu neigen, die Surya Namaskars nur

deswegen abzulehnen, weil sie ein religiöser Ritus sind, möchten wir an dieser Stelle betonen, *daß sie nur die äußeren Formen eines religiösen Ritus haben.*

Bei den Hindus werden Baden und tiefes Atmen als religiöse Pflichten betrachtet, doch daraus ergibt sich nicht, daß diese von Andersgläubigen vermieden werden. Wir müssen klar unterscheiden zwischen rein religiösen Dingen und solchen, die undogmatisch und an sich gut sind, aus diesem Grunde von manchen Leuten in ihre täglichen religiösen Pflichten eingeschlossen werden und daher nur *scheinbar* religiös sind.

Gesundheitsregeln haben nichts mit dem Dogma oder mit blindem religiösen Glauben zu tun.

Wir möchten auch noch ein besonderes Wort an jene richten, die sich nicht recht entschließen können, überhaupt mit irgendeinem Kursus für Leibesübungen anzufangen. Es ist für uns eine Quelle immer neuen Staunens, die ungeheure Zahl von Menschen aller Völker zu sehen, die mühsam durchs Leben kriechen, mit einem wachsenden Berg von Leiden und Schmerzen auf ihren Schultern, ohne jemals die geringste physische Anstrengung zu machen - aus Furcht, sie könnten "sich verletzten" oder gar "am Herzschlag sterben".

Gott hat uns in unseren Anlagen alle gleich geschaffen, und die gleichen menschlichen Nöte stehen hinter der unendlichen Verschiedenheit des Individuellen. Und eine dieser einfachsten menschlichen Notwendigkeiten ist Bewegung - das tägliche Lüften und der tägliche Gebrauch aller Zellen unseres Körpers, welche schwinden und sterben, sobald ihnen das versagt ist. Und tote Zellen in einem lebendigen Organismus sind - das brauchen wir gar nicht zu betonen - für den Organismus kein Gewinn!

Diese Angsthasen haben vergessen, was es heißt, die Freude und Leichtigkeit jugendlicher Bewegung zu fühlen; wir möchten ihnen versichern: wenn sie langsam und Schritt für Schritt, aber beharrlich anfangen würden, so könnten sie schon nach einem Monat oder sechs Wochen mit Staunen feststellen, daß sie im Alter von fünfundvierzig oder sechzig oder siebzig oder sogar achtzig wieder das klare, rasche Blut der Jugend in ihren Adern spüren.

Doch diese überängstlichen Leute werden sagen: "Seht euch doch nur die berufsmäßigen Athlethen und starken Männer an, die an allen Arten von Krankheiten sterben - und noch dazu meistens jung sterben!"

Wir erwidern darauf, daß keines dieser Übel die Folge irgendeines Übungssystems ist. Man nehme beispielsweise den einfachen Fall des indischen *"Pahilwan"* oder Berufsringers.

Die meisten Pahilwans sind von dem Glauben besessen, daß ein Mann, der fünfhundert *"Dands"* oder *"Jors"* (Athletische Übungen wie Klimmzug oder Stemmen) machen kann, notwendigermaßen stärker und gesünder sein muß als einer, der es nur auf vierhundert bringt - und doch kann dieser der viel Stärkere und Gesündere sein.

Von dieser falschen Idee beherrscht, versucht der Pahilwan immer, sein Muskelsystem auf Kosten seiner Lebenskraft zu entwickeln, und als natürliche oder notwendige Folge leidet er entweder an Herzkrankheiten oder Muskelverkrampfungen.

Ein anderes Beispiel der Pahilwan-Logik ist seine Überzeugung, daß er umso stärker und gesünder wird, je mehr Nahrung er zu sich nehmen kann. Solange Jugend und Kraft anhalten, mag seine falsche Logik ganz überzeugend scheinen - aber wenn das Alter kommt und ihm die Weisheit aufzwingt, sein Training zu vermindern, ändert er seine Methode nicht, sondern fährt fort, sich vollzustopfen - mit der natürlichen oder notwendigen Folge von Verdauungsstörungen.

Wo immer Leibesübungen schädliche Wirkungen haben, liegt die Schuld meistens an Übertreibung der Übungen, an Zuvielessen oder Falschessen oder anderen die Lebenskraft herabmindernden Exzessen.

Diese Leidenschaft für Übertreibungen und Unmäßigkeiten ist die Ursache der Krankheiten, an denen der Pahilwan und auch viele Durchschnittmenschen im späteren Leben leiden. Ihre Übungen haben nichts damit zu tun.

Es sind die Exzesse, nicht das Training, die den Athleten töten.

Die Surya Namaskars haben viele Vorteile gegenüber der gewöhnlichen Art der Leibesübungen.

Alle Sportarten des Ostens wie des Westens erfordern einen oder mehrere Gefährten. Selbst zu dem großen indischen Sport des Ringens gehört unerläßlich ein Gegner, während die meisten anderen Sportarten entweder viele Spieler oder verschiedene Hilfsmittel erfordern.

Übungen mit indischen Keulen oder Hanteln sind ohne Keulen oder Hanteln unmöglich. Zum Reiten braucht man ein Pferd, zum Radfahren ein Fahrrad. Ohne Wasser kann man nicht schwimmen. Zum Spazierengehen braucht man zwar keine äußeren Hilfsmittel und keinen Gefährten, dafür aber um so mehr Zeit. Ein Spaziergang von acht oder zehn Kilometern dauert eben nicht weniger als zwei bis zweieinhalb Stunden, wenn man eine Schnelligkeit von fünfzehn bis zwanzig

Minuten für den Kilometer zugrunde legt. Und fast alle Freiluftübungen hängen von günstigem Wetter ab.

Jedes Mannschaftsspiel erfordert geräumiges Gelände, das vielleicht nicht immer zur Verfügung steht. In den Großstädten sind die Spielplätze oft nicht ausreichend, um den jungen Leuten aller Schulen, Hochschulen und Universitäten Raum zu bieten. Wenn man zum Beispiel Poona als indische Stadt daraufhin betrachtet: es gibt allein über zehntausend Schüler, welche die Gemeindeschulen besuchen und dazu insgesamt nur vier Sportplätze, von denen jeder Raum für etwa zwei- oder höchstens dreihundert Kinder hat.

Die ideale Leibesübung soll nicht nur Glieder, Muskeln und die inneren Organe des Körpers entwickeln, sondern auch die geistige und seelische Entwicklung fördern. Um solche Übungen allgemein beliebt und annehmbar zu machen, sollten sie zunächst keiner Hilfsmittel und Geräte bedürfen; ferner müßten die Übungen leicht auszuführen sein; sie dürfen keine lange Zeit in Anspruch nehmen; sie müßten überall und von jedem Menschen vorgenommen werden können; es sollte dazu kein Partner oder Genosse nötig sein. Allen diesen Anforderungen entsprechen die *Surya Namaskars*.

Was noch wichtiger ist: sie erstreben eine vielseitige Entwicklung mit besonders tonischer (die Spannkraft erhöhender) Wirkung auf die drei hauptsächlich arbeitenden Teile des Körpers, von deren richtiger Funktion die ganze Gesundheit abhängt. Wir haben anhand praktischer Erfahrung festgestellt, daß die Surya Namaskars, wenn sie regelmäßig und methodisch ausgeübt werden, gerade diese drei Organe widerstandsfähig gegen Krankheit oder Krankheitskeime machen.

1. Die Verdauungsorgane, einschließlich Magen, Leber, Eingeweide usw.

Eine erschreckende Anzahl von Menschen leidet an Unregelmäßigkeiten des Magens und Darms, wie Verstopfung und schlechte Verdauung. Daraus entstehen Leberleiden, Wassersucht, Hämorrhoiden, Zuckerkrankheit und ein Heer anderer Krankheiten.

2. Herz und Lunge.

Erkältungen, Husten, Asthma, Tuberkulose, Herzklopfen und andere Leiden sind Symptome von Herz- und Lungenstörungen.

3. Das Nervensystem einschließlich Hirn und Rückenmark.

Gehirnleiden zeigen sich an durch Kopfschmerzen, Gehirnermüdung, Gedächtnisschwund und Geistesstörung. Leiden des Rückenmarks sind Paralyse, Rückenmarksentzündung, Sklerose, Ermüdung schon nach leichter Bewegung, Depression, kalte Hände und Füße und unruhiger Schlaf.

Die Surya Namaskars haben eine besonders merkliche Wirkung auf das Nervensystem, auf welchem hauptsächlich die Quelle der menschlichen Kraft beruht. Es ist der Kernpunkt, von dem aus die Energie an die Zellen und Organe des Körpers vermittelt wird. Nicht die Muskeln machen einen Menschen stark, bezwingend und lebhaft, sondern die vitale Energie, die *hinter* den Muskeln steckt.

Die Surya Namaskars regen direkt die Nervenzentren an; sie bearbeiten sie in dramatischer und fast sichtbarer Art, was wir in einem späteren Kapitel beweisen werden.

Kinder von acht bis zwölf Jahren mit normaler Gesundheit sollten täglich fünfundzwanzig bis fünfzig Surya Namaskars machen; Knaben und Mädchen von zwölf bis sechzehn im allgemeinen fünfzig bis hundert. Wir haben beobachtet, daß Leibesübungen wie Gymnastik, Turnen usw. in manchen Schulen und Hochschulen zwei- bis dreimal wöchentlich angesetzt sind. Solche krampfhaften Bemühungen werden niemals den gewünschten Erfolg zeigen und nicht jeden jungen Menschen in den Besitz der Gaben bringen, die wir ihm wünschen.

Menschen über sechzehn sollten die Zahl der Surya Namaskars nach und nach bis dreihundert täglich steigern, je nach ihren Kräften. Nach fünfundsechzig oder siebzig jedoch sollte man bis zu seinem Tode so viele Übungen machen, wie der körperliche Zustand es zuläßt.

Wenn man durch Monate etwa tausend Namaskars täglich gemacht hat und dann auf etwa fünfundzwanzig kommt, oder sie überhaupt aufgibt, so ist das positiv schädlich, ebenso wie es töricht und gefährlich wäre, täglich zwei oder drei Mal die gewohnte Nahrungsmenge zu sich zu nehmen und dann plötzlich das Essen ganz und gar aufzugeben. Die Gesetze, die für Diät und Zerstreuung gültig sind, gelten ebenso für die Leibesübungen. Wenn sie wohltuend wirken sollen, muß man sie täglich, regelmäßig, beharrlich und im rechten Verhältnis zur eigenen Kraft machen.

Daher muß man, wenn man das erwünschte Ziel erreichen will, die Surya Namaskars systematisch durchführen. Sie sind keine Seiltänzerpossen. Sie müssen so gemacht werden, daß sie jeden Teil des Körpers stärken und entwickeln.

Die Belohnung, die jeden erwartet, der regelmäßig und unseren Anweisungen folgend die Namaskars ausführt, wird die ständige Lebensfreude sein, zu der Gott alle seine Geschöpfe geschaffen hat.

Frei von Bedrückung und Müdigkeit sein - jahrelang gesund und frisch bleiben ohne jede Krankheit, sogar ohne die leiseste Erkältung - das bedeutet höchstes Glück. Wer es einmal kennt, wird es um keinen Preis wieder aufgeben wollen.

Wir müssen in diesem einleitenden Kapitel die Aufmerksamkeit auch auf die unerläßliche Wichtigkeit des Sprechens in Verbindung mit dem Surya Namaskars lenken. Der Körper tritt nicht vollständig in Funktion, wenn die Stimmbänder stumm bleiben. Überdies schicken die vibrierenden Stimmbänder ihre Wirkung bis in die letzten Winkel des Körpers.

In Indien sprechen die Hindus Hymnen und Namen der Sonne aus den Veden, wenn sie ihre Übungen ausführen. Den Nicht-Hindus, die aus religiösen Gründen etwas gegen die Rezitation dieser Hymnen haben oder gar meinen, das Wiederholen der Sonnennamen wie Mitraya Namah oder Ravaya Namah hätte einen Beigeschmack von Gotteslästerung, empfehlen wir die Anwendung einzelner Silben, die keine Bedeutung haben, wie die bereits erwähnten Mantras - es handelt sich, wie man beim Aussprechen merken wird, um kurze Laute mit ausgestoßenem stummen Vorlaut - wie *hram, hrim, hrum, hraim, hraum* und *hrah.*

Diese Töne besitzen eine innewohnende gesundheitsspendende Kraft und sind in ihrer physischen Wirkung auf den Körper zu wertvoll, um übergangen zu werden - welches auch der Glaube und die Religion des Ausübenden sei!

Die Vorbereitung

Wir halten die Surya Namaskars in der Form, in der wir sie darbieten, für das vollkommenste Mittel, um nicht nur den Körper frisch und tüchtig zu halten, sondern auch um Alter und Krankheit abzuwehren, die Seele zu beleben, Charakter und Willen zu stärken und die Fähigkeit zu echter Lebensfreude bis zu ihrer höchsten Möglichkeit zu steigern.

Doch bevor Sie beginnen, muß ich Ihnen einige Winke geben und Sie vor gewissen Dingen warnen.

Zunächst - und das ist das Wichtigste - befragen Sie Ihren Arzt nach Ihrem allgemeinen Körperzustand. Das ist nötig, um Ihnen zu versichern, daß Sie überhaupt imstande sind, Leibesübungen vorzunehmen, und um Ihnen die Möglichkeit zu geben, binnen sechs Monaten die Besserung Ihres Zustandes nachzuprüfen.

Zweitens: Obwohl diese Übungen vielleicht lächerlich einfach aussehen, sind sie doch ziemlich schwierig auszuführen. Wenn Sie nicht regelmäßig Ihr "tägliches Dutzend" absolviert haben, wird es mindestens einen Monat dauern, ehe Sie so weit sind, daß Sie alle zehn Teilübungen zu einer einzigen Namaskarsrunde zusammenschließen können.

Drittens: Vergessen Sie nicht, daß die Natur ein sehr feines und äußerst wirksames kleines System von Hupen und rotem Licht als Warnsignal für gedankenlose Menschenkinder bereit hält - *die Ermüdung.* Leider schenken wir dieser Warnung oft keine Beachtung und stürmen eigensinnig weiter auf der Straße der Gefahr; das ist der Hauptgrund dafür, daß Tausende von Menschen immer hart an der Grenze des körperlichen und nervlichen Zusammenbruchs dahinleben.

Jede Leibesübung muß daher so ausgeführt werden, daß man sich zehn Minuten nach ihrer Beendigung frisch, gestärkt und munter fühlt.

Mit anderen Worten: Üben Sie nur innerhalb der Grenzen Ihrer eigenen Kraft! Seien Sie am Anfang vorsichtig, und steigern Sie die Länge Ihrer Übungszeit nach und nach mit der Zunahme Ihrer Kraft. Diese goldene Regel trifft ganz besonders auf die Surya Namaskars zu.

In den ersten paar Wochen, bevor Sie gelockert sind, werden fünf bis zehn Minuten täglich, am besten vor dem Frühstück, vollkommen genügen. Bei Beginn eines jeden Wiederaufbau-Systems der Körperkultur ist zuerst eine gewisse Entmutigung unvermeidlich. Dieses Stadium muß man beharrlich durchstehen, wenn man einen Erfolg haben will. Aber wenn Sie nicht nachgeben, werden Sie sich schon innerhalb eines Monats so voll neuer Hoffnung fühlen, daß Sie bestimmt nie wieder diese Übungen aufgeben möchten, die Ihnen so viel neues Leben geschenkt haben.

Wenn Sie sich selbst durch nüchterne Tatsachen beweisen möchten, wie gut bei Ihnen die Surya Namaskars anschlagen, lassen Sie sich wiegen und messen, und legen Sie eine kleine Tabelle an. Schreiben Sie Ihr Gewicht und die folgenden Maße auf: Größe, Brustweite (ausgedehnt und flach), Taillenweite, Hüft-, Schenkel-, Waden-, Oberarm-, Unterarm-, Handgelenk- und Fesselumfang.

Schreiben Sie in regelmäßigen Abständen von sechs Monaten Ihr Gewicht und Ihre Maße auf. Sie werden erstaunliche Unterschiede feststellen! Ihr Gewicht wird normal werden, Ihre Brust wird sich weiten. Taille und Hüften werden schmaler sein. Ein Körperteil, der zu dünn oder zu dick ist, wird automatisch die richtige Größe und das richtige Gewicht annehmen.

Eine andere Vorbereitung - sie bleibt ganz Ihrem eigenen Ermessen überlassen - ist die Auswahl eines Stückes Stoff, etwa 55 cm im Quadrat; es kann aus Wolle, Seide oder Leinen und von jeder beliebigen Farbe sein und soll dazu dienen, Ihre Hände darauf zu stützen, wenn Sie Ihre Übungen ausführen. Für gewachsten Fußboden wäre ein quadratisches Stück Gummi am ratsamsten, um das Rutschen zu vermeiden.

Die Hände werden flach auf dieses Tuch gelegt und bleiben unverändert bei allen Übungen - außer den stehenden - am selben Fleck.

Zur Unterstützung Ihrer Konzentration, die ein äußerst wichtiger Teil der Surya Namaskars ist, hängen Sie ein Bild, das Ihnen etwas bedeutet (gleich ob Porträt oder Gegenstand oder Landschaft), an die Wand Ihnen gegenüber. Oder zeichnen Sie auf ein Stück Karton eine Sonne oder einen Mond oder einen Stern in einer oder mehreren lebhaften Farben, und bringen Sie es so an, daß Sie es im Auge haben. Wenn Sie es ständig ansehen, werden Sie allmählich die Kraft bekommen, Ihren Geist zu konzentrieren.

Der Geist hat an jeder menschlichen Handlung so viel Anteil, daß der Mensch ohne ihn nichts Befriedigendes tun kann. Daher soll jede Ausübung der Surya Namaskars von dem lebendigen Bewußtsein durchdrungen sein, daß sie eine wirkliche Hilfe sind. Konzentrieren Sie sich auf den Gedanken, daß jede Bewegung einem besonderen Muskel oder Teil Ihres Körpers dient, und lassen Sie Ihre ganze Geistes- und Willenskraft auf diese Stelle ausstrahlen. Seien Sie fest davon überzeugt, daß der in Frage stehende Körperteil stärker, fester, besser geformt, beweglicher und - je nachdem - dicker oder dünner wird, und Sie werden in erstaunlich kurzer Zeit zum Ziel kommen.

Es ist unmöglich, die volle Entwicklung eines jeden Körperteils, die Linderung der Krankheiten, das Aufhören der Schmerzen zu erreichen, wenn Sie nicht das ganze Gewicht Ihres Geistes und Willens während der Übungen auf den betreffenden Körperteil wirken lassen.

Auf diesem Weg beginnt man, die wahrhafte Herrschaft des Geistes über den Körper zu gewinnen, und das ist ein lebenswichtiges Prinzip im Dasein des glücklichen schöpferischen Menschen.

Atem ist Leben

Ehe Sie anfangen, die Übungen zu lernen, ist es ratsam, daß Sie atmen lernen. Und das Atmen ist schwer zu erlernen für Menschen, die niemals richtig geatmet haben, seit sie kleine Kinder waren. Manche Leute schöpfen niemals tief Luft, allenfalls einmal im Jahr - während ihrer Ferien; und auch dann tun es nur wenige.

Jeder Namaskar besteht aus zehn Einzelübungen, jede in ungebrochenem Rhythmus auf die andere folgend - sie bilden einen einzigen Namaskar. Doch denken Sie daran, daß die zehnte Namaskarstellung bereits die Rückkehr zur ersten, also der Anfang des zweiten Namaskars ist. Wir erklären das hier, weil die Anzahl der Atemzüge, die zu jedem Namaskars gehörten, manchen Leser verwirrt.

Es handelt sich um drei volle Atemzüge - dreimal voll einatmen, dreimal Luft anhalten, und dreimal voll ausatmen - für jeden Namaskar. Wenn man eine "Runde" von fünfundzwanzig Namskars ausführt, ist der vierte Atemzug, den man in der zehnten Position tut, zugleich der erste Atemzug für den nächsten Namaskar.

Rhythmisches Atmen ist das Geheimnis der wunderbaren Macht dieser Übungen, den Körper neu zu beleben. Sie können übungshalber rhythmisch atmen, wo Sie auch gerade sind - stehend, gehend oder sitzend.

Schon seit Urzeiten ist dem Osten die Bedeutung des Wortes "Atem ist Leben" bekannt gewesen. Dieses Wissen ist nie verloren gegangen, sondern ist durch ungezählte Generationen weiter überliefert worden. Erst seit kurzem scheint die westliche Welt die tiefgründige Weisheit entdeckt zu haben, daß die Luft das Lebenselexier ist, und daß diese allerkostbarste Quelle der Gesundheit, der Tüchtigkeit und des Glückes nichts kostet.

Es ist medizinisch festgestellt worden, daß wir in vierundzwanzig Stunden zwanzigtausend Atemzüge tun. Das bedeutet, daß wir zwanzigtausendmal die Möglichkeit haben, tief von dem Lebenselexier zu trinken. Und wieviele von uns tun es? Beobachten Sie sich nur selbst. Sie nehmen zimperliche kleine Schlückchen, die nur ganz wenige Ihrer Lungenzellen füllen können. Versuchen Sie, große tiefe Atemzüge zu tun. Das ist das beste Heilmittel, das je von einem Arzt verschrieben wurde.

Ohne richtiges Atmen würden die Surya Namaskars mehr als die Hälfte ihrer Kraft verlieren. Sie würden wie ein schwelendes Feuer wirken, nicht wie ein klar brennendes, oder wie die Sonne hinter einer schweren Wolke, nicht aus einem hellen blauen Himmel.

Zuerst aber müssen Sie bewußt atmen lernen. Sie kön-
nen keinen tiefen Trunk von einem heilenden Wasser
tun, wenn Sie nicht wissen, daß dieses Wasser
überhaupt vorhanden ist.

Studieren Sie Ihren Atem! Wahrscheinlich bewegt sich
Ihr Brustkorb kaum, wenn Sie eintamen, weil Sie so
wenig Luft holen. Höchstwahrscheinlich bewegt sich Ihr
Bauch überhaupt nicht.

Wenn Sie versuchen, tief zu atmen, werden sich Brust
und Schultern heben, während der Bauch sich einzieht.
Das ist die falsche Atmung.

Versuchen Sie stattdessen, die Luft erst tief in die Lunge einzuziehen, indem Sie Ihren Bauch bis zum vollen
Umfang ausdehnen; dann öffnen Sie Ihre Rippen wie
einen Fächer und heben Sie die Brust erst zuletzt, ohne
dabei die Schultern zu bewegen. Sie werden erstaunt
sein, wieviel Luft Ihre Lungen zu fassen vermögen.

Nun versuchen Sie, den Atem ein paar Sekunden bei
sich zu behalten. Das wird Sie zuerst schwindlig machen. Aber Sie brauchen keine Angst zu haben; es
bedeutet nämlich nur, daß Sie so wenig an die "zu
Kopf steigende" Wirkung des Lebenselexiers gewöhnt
sind, daß ein guter Zug davon zuviel für Sie ist.

Wenn die Luft in den Lungenzellen gehalten wird, hält
sie deren Wände ausgedehnt, gewöhnt sie an die Aus-
dehnung und macht sie stark. Sind sie erst erstarkt, so
werden sie sich automatisch der Luft entgegendehnen
und Sie somit bei Ihrer Anstrengung, richtig zu atmen,
unterstützen.

Wenn Sie nach einer Zeitspanne von drei bis sechzig
Sekunden ausatmen, tun Sie das vollständig und setzen Sie an das Ende des Ausatmens einen aushau-
chenden Laut wie *huh,* um sich zu vergewissern, daß

das letzte Teilchen verbrauchter Luft ausgestoßen ist, um Raum für frische Luft zu machen. Das Ausatmen ist mindestens ebenso wichtig wie das Einatmen.

Und nun zur Warnung: man sollte alles Neue anfangs behutsam und schrittweise tun. Sie werden sich mühelos und ohne nachteilige Folgen an die neue Atmungsweise gewöhnen, wenn Sie Schritt für Schritt vorgehen. Vielleicht werden Ihnen zuerst Lungen, Rippen und Brust weh tun. Das dürfte die Warnung der Natur für Sie sein, Ihren "armen, schwachen Blasebalg nicht zu dicht an die Flamme des Lebens" zu bringen. Ihre Lungen sind seit Jahren nicht gebraucht worden und müssen gestärkt werden, ehe sie die Flamme zu einer hellen, steten Glut anfachen können.

Die beste Einteilung für das rhythmische Atmen ist eine siebentaktige. Zählen Sie bei jedem Atemzug bis sieben, zuerst in schnellem, später langsamer werdenden Tempo. Füllen Sie Ihre Lungen bei "Eins-zwei", halten Sie die Luft an bei "Drei-vier-fünf-sechs" und entleeren Sie sie bei "Sieben".

Wir meinen natürlich nicht, daß Sie immer siebentaktig atmen sollen. Wenn Sie es mehrmals am Tage insgesamt dreißig Minuten lang tun, wird das genügen, um Ihre übrige Atmung entsprechend abzustimmen. Je mehr Sie rhythmisch atmen, um so leichter wird es Ihnen fallen, jederzeit richtig zu atmen, ob Sie sich Ihrer Atmung bewußt sind oder nicht.

Es wird Ihnen ein wundervolles Gefühl der Selbstbeherrschtheit und der Selbst-Bewußtheit verleihen, wenn Sie den Rhythmus Ihres Atems mit dem Rhythmus der Übungen in Einklang bringen können. Sie werden von einem Gefühl des Rhythmus erfüllt sein und werden sich Eins fühlen mit dem großen Rhythmus des

Lebens und des Alls.

Sie spüren dann das Wunder des Lebens selbst und Ihre Kraft, daran teilzunehmen, - stärker als Sie es durch irgendein reales abenteuerliches Leben in der äußeren Welt lernen könnten. Sie werden mehr von sich selbst wissen, als Sie durch Jahre der Dschungeljagd oder der politischen Betätigung, der großen Geschäfte oder des weltlichen Erfolges aller Art erfahren würden. Sie werden fühlen: "Ich kann große Dinge tun. Ich kann und will mich zu den äußersten Möglichkeiten emporheben, die Gott mir zugedacht hat." Sie werden - um es in ein paar Worte zu fassen - zum ersten Mal sich selbst begegnen.

Noch ein Punkt, ehe wir zu den eigentlichen Übungen kommen. Der Osten und der Westen weichen in der Art ihrer Ausatmung voneinader ab, obwohl der Unterschied nicht sehr wichtig ist. Wir persönlich empfehlen starke Ein- und Ausatmung nur durch die Nase. Im Westen ist es allgemein gebräuchlich, durch die Nase einzuatmen und durch den Mund auszuatmen. Machen Sie es so, wie es Ihnen am besten zusagt.

Die zehn Schritte

Wir geben Ihnen hier in den Grundzügen die uralte Methode wieder, die Surya Namaskars auszuführen; auch unser verehrter Vater, der verstorbene Rajah von Aundh hat sich ihrer bedient. Fünfundfünfzig Jahre hat er diese Übungen gemacht. Wir befolgen dieselbe Methode, haben sie aber im Laufe einer dreißigjährigen Praxis und aus unserer Erfahrung am eigenen Leibe im Einklang mit der modernen Wissenschaft ausgearbeitet und abgeändert.

Nun, nachdem Sie atmen gelernt haben, sind Sie vorbereitet, die zehn Schritte auf dem Wege zur Gesundheit zu versuchen. Sie brauchen sich zunächst nicht um die Regulierung und Beherrschung Ihres Atems zu kümmern, bis Sie mit einiger Übung die Bewegungen richtig und fast automatisch ausführen. Dann wird es Ihnen ein Leichtes sein, mit Ihrer Atmung zurecht zu kommen.

Am Ende dieses Buches finden Sie in einem Anhang die verschiedenen Stellungen in Bildern.

Stellung 1

Breiten Sie das Tuch auf den Boden. Tragen Sie möglichst wenig Kleidung, je weniger, desto besser. Auch das Wenige muß lose und luftig sein. Stellen Sie sich - wenn die Sonne scheint im Sonnenlicht - mit geschlossenen Füßen und Knien so hin, daß die Zehen die Kante des Tuches berühren. Die zusammengelegten Hände ruhen auf der Brust, die Handflächen dicht aneinandergelegt.

Nun heben Sie die Brust und ziehen Sie den Leib so weit wie möglich herein und nach oben. Diese Bewegung des Leibes, das Herein- und Hochziehen und Entspannen, ist eine der wichtigsten Teilübungen des ganzen Zyklus und wird viele Male wiederholt. Sie reduziert nicht nur die unschöne Fettleibigkeit, sondern setzt auch Magen und Darm in richtige Funktion.

Man muß so stehen, daß eine senkrechte Linie vom Scheitel heruntergezogen durch Schulter, Hüfte, Knie und Fessel geht.

Das ist die Grundstellung, welche schon die alten Yogis in Indien lehrten, und es ist dieselbe, die heute Tausende von Schulkindern in Großbritannien lernen und die vom Erziehungsministerium befürwortet wird.

Somit ist die Weisheit aller Zeiten jetzt in Zeiten der Not wieder neu entdeckt worden.

Nun machen Sie den ganzen Körper steif, mit den Füßen beginnend. Stemmen Sie sie auf den Boden, als ob Sie dort Wurzeln fassen wollten. Versteifen Sie besonders Ihre Taille im Rücken. Es wird Ihnen Mühe machen, den Leib steif zu machen, wenn er schwer und vergrößert ist, aber mit der Zeit werden Sie überrascht sein, wie leicht Sie darüber Gewalt bekommen. Als erstes Zeichen werden Sie das Gefühl haben, daß die Mitte Ihres Rückgrates sich nach hinten und das Ende nach vorn vorschiebt. Machen Sie Ihr Rückgrat so steif wie möglich, besonders in der Taille, ohne die Schultern zu heben.

Man tut gut daran, den Versteifungsprozeß mit den Zehen zu beginnen und nach und nach bis zum Scheitel aufwärts rücken zu lassen; man muß sich dabei auf jeden Körperteil konzentrieren und die Versteifung langsam und bedächtig vornehmen.

Auf diese Weise werden Sie sich jeden Muskels Ihres Körpers bewußt. Nun fahren Sie fort - von der Schulter bis zu den Fingerspitzen; denken Sie Ihren Weg zu jeder Fingerspitze, und machen Sie Gelenk um Gelenk jedes einzelnen Fingers steif.

Dabei atmen Sie ein und halten die Luft an. Das ist der erste Atemzug.

Wenn Sie bis zu Ihrem Gesicht gelangt sind, lächeln Sie freundlich - das Hochziehen der Gesichtsmuskeln verhindert die Verzerrung des Ausdrucks.

Halten Sie die Augen fest auf das Bild oder die Zeichnung an der Wand gerichtet, und konzentrieren Sie sich auf den Gedanken, daß Ihnen Gutes geschieht. Denken sie an die lebenspendende Luft, die jetzt in Ihre Lungenzellen dringt, die vorher fast ausgetrocknet waren durch den Mangel an Luft; an Ihr gestrecktes Rückgrat, das durch das Rückenmark die Nervenzentren Ihres Gehirns mit Kraft füllt; an Ihre straffen Bauchmuskeln, welche den Grimmdarm in Tätigkeit setzen; an Ihr Herz, das jetzt Ihr Blut wie einen Bergbach, nicht mehr wie ein faules Sumpfwasser, durch alle Adern Ihres Körpers treibt.

Leute mit runden Schultern oder krummem Rücken werden eine beträchtliche Ermattung im Rücken fühlen. Wenn Sie aber vorsichtig vorgehen, müßten Sie binnen weniger Wochen imstande sein, sich ohne zuviel Anstrengung gerade zu recken, und das "arme Rückgrat" wird wieder zu dem biegsamen Instrument werden, zu dem die Natur es vorgesehen hat.

Nun müßten Sie das Gefühl haben, "groß zu sein", und dieses Gefühl sollte den ganzen Tag über vorhalten.

Sobald Sie bei einer der Bewegungen eine unverhältnismäßige Anspannung merken, tun Sie klug daran, vorerst in die Grundstellung zurückzukehren, und einige Tage nur diese erste Übung zu machen; während Sie in dieser Haltung verharren, atmen Sie siebenmal und konzentrieren Sie sich.

Stellung 2

Lassen Sie die Hände mit durchgedrückten Knien bis auf den Boden sinken und legen Sie sie flach auf das Tuch, daß die Handwurzeln die Kante berühren. Dabei atmen Sie voll aus, so gründlich, daß auch das letzte

Atom verbrauchter Luft ausgestoßen wird. Das ist das Ende des ersten Atemzuges. Falls Sie mit den Händen zunächst nicht viel tiefer kommen als bis zu den Fußgelenken, lassen Sie sich nicht entmutigen! Wenn Sie jeden Morgen regelmäßig üben, werden Sie bald imstande sein, die Handflächen flach auf den Boden zu legen. Bis dahin geben Sie mit den Knien nach, um die Handflächen auf das Tuch zu bringen. Aber arbeiten Sie darauf hin, sobald wie möglich die Knie durchzudrücken.

Die Handflächen sollten fast parallel mit den Seitenkanten des Tuches liegen oder einen spitzen Winkel von etwa zweihundertzwanzig Grad bilden. Manche Personen ziehen einen Winkel von fünfundvierzig Grad vor, wieder andere legen die Hände so, daß die Finger im rechten Winkel dem Körper zugedreht sind.

Jedoch gleichviel, welchen Winkel man bildet - die Daumenballen müssen auf einer Linie mit den Zehen sein.

Beim Niederbeugen versuchen Sie mit der Stirn oder Nase die Knie zu berühren. Diese Stellung wird erleichtert, wenn Sie den Bauch einziehen und alle verbrauchte Luft ausstoßen.

Verwechseln Sie diese Stellung nicht mit der bekannten Übung des "Zehenberührens". Sie ist viel zweckmäßiger und anregender. Tausende, die in täglichen religiösen Übungen ihre "Zehen berühren", haben keine Ahnung, wie richtige Übungen aussehen! Wieviele Menschen fühlen den gesunden Schweiß aus jeder Pore dringen, wenn sie ihre Zehen berührt haben?

Werfen Sie den Kopf hinunter, wie ein Fischer seinen Köder in den Fluß wirft. Zielen Sie mit dem Kopf nach den Knien und richten Sie die Augen nach oben auf

Ihre Taille. Dadurch wird mit der Zeit Ihr Rückgrat wunderbar geschmeidig und elastisch wie das eines Kindes.

Und nochmals: Übertreiben Sie anfangs nichts, sonst werden Sie Ihren Rücken überanstrengen und eine Weile lahmen, und das könnte ein für allemal das Ende Ihrer Übungen sein.

Falls Sie nicht gerade in allerbester körperlicher Form sind, werden Sie sich zuerst auch benommen fühlen. Das wird Ihnen jedoch keinen Schaden tun, sondern Ihnen nur beweisen, wie schlecht Sie ausbalanciert sind.

Es ist ein guter Gedanke, die erste und zweite Stellung mit einer Art "pumpenden Rhythmus" aneinander zu knüpfen, bis Bewegung und Atem in einem einzigen gleichmäßigen Fluß aufeinander folgen - ab-auf, ab-auf, ab-auf, aus-ein, aus-ein, aus-ein. Jetzt werden Sie das erste Gefühl rhythmischen Wohlbehagens verspüren, als hätten sich Ihre Nerven plötzlich dem friedlichen Rhythmus der Welt natürlicher Dinge - wie der Sterne, der Gezeiten, des Wechsels der Jahreszeiten - angepaßt.

Sie werden bemerken, daß in der zweiten Stellung die Muskeln der Waden, die hinteren Partien der Schenkel, Hüften und Taille und fast alle Muskeln des Rückens und des Rückgrates stark angestrengt werden, was eine allmähliche Entwicklung dieser Teile und die Ausscheidung von Harnsäure und anderen Giften bedeutet, die vorzeitiges Welken und frühen Verfall verursachen.

Das Rückgrat wird in dieser Haltung gestreckt - eine fundamental wichtige Handlung. Die Tiere kennen diese Weisheit. Beobachten Sie Ihre Katze oder Ihren

Hund; sie strecken wohl ein Dutzend Mal täglich ihr Rückgrat.

Stellung 3

Ihre Hände sind noch auf dem Tuch, wo sie wie festgewurzelt bleiben sollen, bis Sie die zehnte Stellung einnehmen, die wieder die selbe ist wie Stellung Eins. Die Hände sind Ihr Angelpunkt.

Atmen Sie tief ein und halten Sie die Luft an. Das ist der zweite Atemzug. Lassen Sie sich, ohne die Arme zu beugen, auf Ihr rechtes Knie nieder, und heben Sie emporblickend den Kopf so hoch Sie können. Berühren Sie den Boden mit dem Knie und den Zehen, während das andere Knie vor dem senkrechten Arm hervorragt. Drücken Sie den Schenkel so fest wie möglich in die Seite. Der zweite Atemzug muß angehalten bleiben.

Gehen Sie in der ersten Runde mit dem rechten, in der zweiten mit dem linken Knie zu Boden und führen Sie das abwechselnd fort; der Schenkel bleibt fest in die Seite gedrückt.

Auf diese Weise übt der linke Schenkel einen Druck auf die Milz aus, der rechte Schenkel auf die Leber.

Wenn die Leber nicht in Ordnung ist, wäre es ratsam, den rechten Schenkel nur nach vorn zu nehmen, bis die Leber wieder normal wird. Wer ein erbliches oder chronisches Leberleiden hat, nimmt besser immer den rechten Schenkel nach vorn, bis alle Zeichen seines Leidens verschwunden sind.

Der Umstand, daß Stellung Drei nach einem tiefen Atemzug eingenommen wird, hat den besonderen Vorteil, einen Druck auf den unteren Teil der Lunge auszuüben, dadurch die frische Luft in die oberen Teile der Lunge zu treiben und die entlegensten Winkelchen durch und durch zu lüften, in denen sich die Tuberkelbazillen gewöhnlich verstecken. Diese Übung drückt auch auf das Rückgrat, und daher ist es besonders vorteilhaft, es in anderen Lagen zu strecken.

Stellung 4

Man hält immer noch die Luft des zweiten Atemzuges an; Hände und Arme bleiben in der gleichen Haltung; dabei heben Sie Ihren Körper und stellen das Bein, das gegen die Seite gedrückt war, nach hinten neben das andere Bein. Beugen Sie den Kopf auf den Hals.

Nun muß Ihr Körper ein umgekehrtes V beschreiben. Wenn die Muskeln hinter Knien und Fesseln bis aufs Äusserste gespannt sind, wissen Sie, daß die Haltung richtig ist. Versuchen Sie fürs Erste nicht, Ihre Fersen auf den Boden zu zwingen, sonst machen Sie sich lahm. Warten Sie, bis jedes Gefühl übermäßiger Anspannung der Muskeln und Sehnen hinter Knien und Fesseln verschwunden ist.

Doch schon jetzt werden Sie das Vorhandensein von Muskeln merken, die Sie früher nie gespürt haben. Der große Vorteil der Surya Namaskars ist, daß die Bewegungen sich bis zu jedem kleinen und fernen Winkel des Körpers fortsetzen und alle Teile in die Harmonie einbeziehen.

Stellung vier ist besonders wohltätig für Menschen mit dicken oder nicht biegsamen Fesseln. Das Strecken und Pressen der Muskeln schmilzt das Fett fort und macht die Fesseln leicht und geschmeidig in der Bewegung.

Stellung 5

Die Hände bleiben fest auf dem Tuch liegen; dabei lassen Sie sich flach auf den Boden fallen, Stirn, Nase, Brust, Knie, Zehen - nicht aber Hüften oder Unterleib - berührend. Versuchen Sie, das Kinn nach innen zu drücken, bis auf das Schlüsselbein hinunter. Stoßen Sie den zweiten Atemzug aus, während Sie sich fallen lassen, und entfernen Sie auch die letzten Reste davon aus der Lunge, indem Sie den Bauch ein- und hochziehen.

Das Hauptziel der fünften Stellung ist es, Unterleib und Hüften so hoch wie möglich vom Boden zu heben. Das preßt jeden Bruchteil unnützen Fettes weg und macht die Muskeln geschmeidig.

Das Beugen des Kopfes trainiert die Muskeln des Halses und der Kehle, füllt die Haut und verhindert dadurch die Bildung der Sehnenstränge oder Runzeln, die bei älteren Frauen so häufig in Erscheinung treten.

Wir halten es für besser, daß die Nase nicht den Boden berührt. Das verstärkt die Tätigkeit der Nackenmuskeln.

Der ganze Körper oberhalb der Knie ist nur duch die Hände, Handgelenke und Vorderarme gestützt. Dadurch werden die Gelenke gestärkt und aufgelockert, und die Bewegungen bekommen Schmiegsamkeit und Anmut.

Stellung 6

Hände, Zehen und Knie bleiben in derselben Lage wie bei der vorigen Stellung. Nun machen Sie die Arme gerade, atmen Sie ein (das ist der dritte Atemzug), werfen Sie sich so stark wie möglich in die Brust, machen

44

Sie den Rücken hohl, und blicken Sie in die Höhe, indem Sie den Hals zu seiner vollen Länge ausstrecken. Halten Sie den Atem an.

In dieser Haltung wird das ganze Gewicht des Körpers praktisch von den Armen getragen. Daher werden auch sie nach und nach formschön, stark und biegsam. Die Brust wird weiter und tiefer. Die Büste der Frau wird verbessert und entwickelt, fest und elastisch. Bei stillenden Müttern pflegt diese Übung die Milchbildung zu steigern. Genau wie bei Stellung Fünf wird der Hals ausgefüllt und gestreckt. Jede Neigung zu Mandelentzündung und anderen Halsleiden wird durch diese Übung unterbunden.

Stellung 7

Sie halten immer noch den dritten Atemzug - es ist der letzte und längste Atemzug in dem Kreislauf der zehn Stellungen und muß vorhalten, bis Sie bei der neunten Stellung wieder ausatmen dürfen. Während man sich aus der neunten zu zehnten Stellung aufrichtet, holt man zum vierten Mal Atem, und dieser Atemzug zählt bereits wieder als Atemzug Eins des zweiten Zyklus.

Bei Sieben beginnend wird der Kreis jetzt geschlossen, indem man die ersten vier Übungen in umgekehrter Reihenfolge wiederholt.

Siebente Übung	=	Vierte Übung
Achte Übung	=	Dritte Übung
Neunte Übung	=	Zweite Übung
Zehnte Übung	=	Erste Übung

Um das Gleichgewicht herzustellen, ist eine leichte Abweichung vorgesehen. Bei der achten Übung kniet man nicht auf dem rechten Knie, sondern auf dem linken -

das heißt, wenn der Gesundheitszustand normal ist. Leidet man jedoch, wie wir schon früher bemerkten, an Leber- oder Milzbeschwerden, so setzt man die Übung auf dem gleichen Knie fort.

Die folgende Tabelle wird Ihnen anfangs helfen, die Stellungen mit den Atemzügen in Einklang zu bringen. Schreiben Sie sie ab und kleben Sie sie auf ein Stück Karton, das Sie so anbringen, daß Sie es bequem sehen können.

1. **Grundstellung** (einatmen)
2. **Zur Erde beugen** (ausatmen)
3. **Rechtes Bein rückwärts** (einatmen)
4. **Auf dem Kopf stehendes V** (Atem anhalten)
5. **Flach auf dem Boden** (ausatmen)
6. **Rumpf auf den Armen erheben** (einatmen)
7. **Auf dem Kopfe stehendes V** (Atem anhalten)
8. **Linkes Bein rückwärts** (Atem anhalten)
9. **Zur Erde beugen** (ausatmen)
10. **Grundstellung** (einatmen)

Ein ganzer Surya Namaskar - das heißt eine vollständige Übung von zehn Stellungen - kann von einem Fortgeschrittenen in zwanzig Sekunden ausgeführt werden.

Dem Anfänger empfehlen wir, sich fünfzehn Namaskars in fünf Minuten als Ziel zu setzen. In sechs Monaten muß er etwa vierzig ganze Namaskars in zehn Minuten ausführen können.

Vor allem: Sie dürfen nicht "in Eile" sein. Nehmen Sie sich jeden Tag ohne Ausnahme zehn Minuten dazu, so regelmäßig wie Sie Ihren Morgenzug zur Stadt benutzen. Legen Sie Ihr Herz und Ihren Verstand in die Übungen. Vergessen Sie nicht, daß Ihnen, wenn Sie beharrlich sind, scheinbare Wunder zuteil werden. Arbeiten Sie einzeln an den verschiedenen Stellungen, und fügen Sie zuerst die aneinander, die Ihnen am leichtesten fallen. Eines Tages werden Sie sich selbst dabei überraschen, daß Sie den ganzen Zyklus automatisch durchführen, und ein herrliches Gefühl der Freiheit, Kraft und Freude wird Ihnen die Mühe lohnen!

Die Bedeutung der Surya Namaskars für die Frau

Da wir die Surya Namaskars den Frauen wärmstens empfehlen - den jungen und alten, den Mädchen und Frauen, ja sogar den werdenden und stillenden Müttern - möchten wir ihnen die folgenden Anweisungen mitgeben, die auf tatsächlichen Erfahrungen beruhen und den Frauen auch in besonderen Umständen sehr nützlich sein dürften.

Während der Periode sollten die Surya Namaskars eingestellt werden, und zwar vom ersten bis zum letzten Tage, wofür man normalerweise vier bis sechs Tage rechnen kann. Sobald die Periode beendet ist, sollten die Übungen unverzüglich wieder aufgenommen werden.

Die werdende Mutter kann die Namaskar-Übungen bis zum vollendeten vierten Monat ihrer Schwangerschaft fortsetzen. Vom fünften bis Ende des siebenten Monats muß sie die Übungen einschränken und ihrem Gesundheitszustand anpassen. Wenn sie irgendwelche

Zweifel hat, soll sie ihren Arzt befragen. Vom Anfang des achten Monats tut sie gut daran, sich auf tiefes Atmen und die Sprechübungen der Mantras zu beschränken, was sie bis zur Entbindung durchführen kann. Wir werden die *Mantras* im elften und zwölften Kapitel noch ausführlich beschreiben.

Jedoch nach Einstellung der Namaskars soll die werdende Mutter nicht träge herumsitzen oder liegen, sondern leichte und erfreuliche Tätigkeiten machen, wie Hausarbeit, Spazierengehen, Gartenarbeit und so weiter - bis zur Stunde ihrer Entbindung.

Die Wiederaufnahme der Namaskars nach der Geburt des Kindes soll nach dem Rat des Arztes erfolgen. Manche Frauen können ohne Gefahr, im Gegenteil zu ihrem großen Vorteil, schon nach einem Monat wieder anfangen; andere warten besser mehrere Monate damit. In jedem Falle aber soll man sie nur allmählich wieder aufnehmen und darauf achten, daß man jede Anspannung oder Ermüdung vermeidet.

Wann immer ein Mädchen oder eine Frau aus anderen Gründen als Unpäßlichkeit oder Krankheit verhindert ist, überhaupt körperliche Übungen zu machen, wird schon das Rezitieren der *Mantras* eine große Hilfe für sie sein. Sie muß dann ihren Geist so stark wie möglich auf die Wünsche konzentrieren, deren Erfüllung ihr wichtig sind.

Außerhalb der oben erwähnten körperlichen Behinderungen sollen die Frauen genau die selben Regeln wie die Männer bei der Ausführung der Surya Namaskars befolgen.

Für alle, die der Meinung sind, daß die Frau nicht so vieler Übungen bedarf wie der Mann, möchten wir hier betonen, daß die Frau - die Mutter - nach den Worten eines alten indischen Dichters "die Mine ist, aus der die Helden und Großen hervorgehen", und daß man von einer schwächlichen und leidenden Mutter nicht erwarten kann, daß sie gesunde, starke und langlebige Kinder gebären wird.

Ist die derzeitige Generation junger Mädchen und Frauen ein Musterbeispiel körperlicher Vollendung?

Ist es nicht Tatsache, daß sie großenteils von Eltern stammen, die sich nur selten normaler Gesundheit erfreuten?

Ist es nicht Tatsache, daß viele junge Frauen der Heirat ausweichen, weil sie die Pflichten der Mutterschaft scheuen?

Ist es nicht Tatsache, daß in den Seelen der jungen Frauen unserer Zeit überall in der Welt eine allgemeine Furcht vor der Mutterschaft herrscht?

Ist es nicht Tatsache, daß es auch heute noch in den Großstädten eine erschreckend hohe Kindersterblichkeit gibt?

Ist es nicht Tatsache, daß wenige junge Mütter imstande sind, ihr Kind zu stillen, und daß man von der vielgepriesenen "Säuglingsnahrung" abhängig ist - hauptsächlich weil die junge Frau oft Mutter wird, ohne für die Aufgabe reif zu sein?

Überall in der Literatur findet man heute die Beschreibung einer jungen Frau - wie in Galsworthys "Silbernem Löffel" - "vorn und hinten flach wie ein Brett". Und das ist das Schönheitsideal des jungen Mädchens von China bis Peru!

Es gibt nur ein Heilmittel für diesen beklagenswerten Stand der Dinge: unsere Mädchen und Frauen müssen einen wissenschaftlich ausgearbeiteten Kurs für

Körperkultur durchmachen. Und es besteht kein Zweifel, daß für alle diese Mädchen und jungen Frauen die Surya Namaskars eine wirkliche Wohltat wären. Es sind sogar Fälle bekannt, daß ältere Frauen über fünfzig nach einem kurzen Kursus in Namaskars fast ihre Jugend wiedergewonnen haben.

Den Lesern, die dazu in der Lage sind, empfehlen wir wenigstens einen kurzen Einblick in eine Anzahl von Zeitschriften und Büchern über Körperkultur, wie sie überall in Indien, Europa und Amerika erscheinen, und in die reichhaltige Literatur über die eugenische Wissenschaft. Wer sich mit diesen Dingen beschäftigt, wird sich schnell überzeugen, daß die Kurse für Körpertraining, die den Männern empfohlen werden, auch für die Frau zuträglich sind - natürlich mit einigen geringen Abänderungen.

Es dürfte für die Leserin von Interesse sein, wie die Surya Namaskars auf unsere Ranisahib gewirkt haben.

Ehe sie vor elf Jahren die Übungen aufnahm, hatte sie Rückenschmerzen, sobald sie eine Stunde und länger sitzend arbeitete. Jetzt spürt sie in dieser Stellung keinerlei Beschwerden, obwohl sie intensiver und länger arbeitet als früher. Die Schmerzen sind völlig verschwunden.

Sie litt gelegentlich an Verdauungsbeschwerden und Verstopfung. Auch diese Übel sind verschwunden. Sie hatte oft Schmerzen oberhalb der Taille, doch das hat aufgehört. Auch verschiedene Periodenschwierigkeiten haben sich gegeben, seit sie mit den Übungen anfing.

Die Schwäche, die als Folge des Kindbettes auftritt, vergeht viel schneller als zuvor, und ihre Entbindungen sind so gut wie schmerzlos. Unsere Kinder sind gesünder und kräftiger. Die Ranisahib sieht jugendlicher aus, obwohl sie inzwischen Mutter von acht Kindern ist.

Noch überzeugender ist der Fall der Frau Saubhagyavati Sitabai Kirloskar, der Gattin des Lehrers unserer Ranisahib. Sie ist jetzt einundsechzig und Mutter von zehn Kindern.

Schon sechs Monate, nachdem sie mit den Namaskars begonnen hatte, verschwand der größte Teil des überflüssigen Fetts, unter dem sie viele Jahre gelitten hatte, und zugleich ihr Rheumatismus und ihre Rückenschmerzen. Ihr Verdauungssystem fing an, besser zu arbeiten, ihr Haar fiel nicht weiter aus und bekam seinen alten Glanz wieder; ihre Haut wurde klarer und rosiger, und sogar ihre Nägel zeigten eine rötere Färbung. Ihr Schweiß verlor seinen unangenehmen Geruch - ein sonderbares Leiden, das ihr viel Kummer bereitet hatte. Die Muskeln ihrer Arme, Beine und ihrer Brust wurden fester und kräftiger. Ihr Brustumfang nahm um fünf Zentimeter zu, während der Leib um fünf Zentimeter an Umfang zurückging.

Die Surya Namaskars haben für die Frau ganz besondere Bedeutung, da sie mehr als der Mann von ihrer körperlichen Anziehungskraft abhängig ist; die harmonische Tätigkeit dieser Übungen, die alle ihre körperlichen Vorgänge anregen, verleiht ihrer Persönlichkeit einen erhöhten Zauber.

Niemand braucht früh zu altern

Vorzeitiges Greisentum und zu früher Tod - das sind furchtbare Tragödien. Überall und immer ist der Geist der Jugend wünschenswert - nein, unerläßlich notwendig. Es ist ein gutes Sprichwort: "Wer rastet, der rostet." Ein alter Mann oder eine alte Frau, die täglich ihre Übungen machen, sind natürlich nicht so federnd und leichtfüßig wie ein Jüngling oder ein junges Mädchen, und man kann von ihnen auch nicht ein fünfundzwanzigjähriges Gesicht auf einem fünfundsiebzigjährigen Körper erwarten; jedoch das Aufgeben aller körperlichen Übungen wird unvermeidlich Entartung und Verfall nach sich ziehen.

Es sind unter anderen folgende Bedingungen, die man allgemein für unumgänglich notwendig hält, um "alte Körper jung zu machen".

1. Ein starkes, gerades und biegsames Rückgrat

Stark ist ein Rückgrat, wenn es den Menschen befähigt, seinen Körper aufrecht zu tragen. Das zentrale Nervensystem besteht aus Gehirn und Rückenmark mit Nervenverästelungen durch den ganzen Körper. Das Rückenmark ist der Sitz des Lebens; wenn es erkrankt, tritt der Tod ein; wenn es angegriffen ist, leidet der ganze Körper. Wenn das Nervensystem nicht normal funktioniert, hören alle unwillkürlichen Bewegungen von Herz, Magen, Leber, Nieren und Drüsen auf, sich normal zu vollziehen.

2. Ein kräftiger Rücken

Der Mensch ist so stark wie sein Rücken. Da man bei den meisten alten Leuten gebeugte Rücken sieht, nimmt man allgemein an, daß ein krummer Rücken und runde Schultern im Alter unvermeidlich sind. Das ist jedoch nicht zutreffend. Mit angemessener Pflege und regelmäßigen Leibesübungen kann jeder Mensch, der nicht von Natur aus mißgestaltet ist, kerzengerade wie ein Soldat durchs Leben gehen - bis zu seinem Ende.

3. *Ein kräftiger gesunder Magen*

Von fünfundfünfzig oder sechzig Jahren an sollte jeder Mensch, Mann wie Frau, nur eine - höchstens zwei - Mahlzeiten in vierundzwanzig Stunden zu sich nehmen. Zuviel essen, falsch essen, Reizmittel und Gifte haben die Anhäufungg unverdauter Nahrung im Darm zur Folge, und das ist die Hauptursache der Verstopfung, der "Mutter aller Krankheiten".

4. *Sauberkeit des Darms*

Die meisten Leute neigen zu dem Schluß, sie seien frei von Verstopfung, weil ihr Darm einmal täglich funktioniert. Aber wie er arbeitet, das ist die Frage. Sie müssen daher Ihre Därme kontrollieren und dafür sorgen, daß sie weder verkrustet noch in Unordnung sind.

5. *Beweglichkeit der Gelenke*

Die Mehrzahl alter Leute leidet an steifen Gelenken - an Gelenken, die infolge zu reichlichen oder verkehrten Essens von Rheumatismus oder Gicht angegriffen sind. Jedes Gelenk in irgendeinem Mechanismus - ob es aus Holz, Stahl oder Fleisch ist - muß steif werden oder gar nicht arbeiten, wenn es vernachlässigt wird.

6. *Vermeidung unnötigen Fettansatzes*

Man hat festgestellt, daß die Fettleibigkeit sehr dazu beiträgt, das Leben zu verkürzen. Wenn Sie sich daher ein tätiges und langes Leben wünschen, so muß

Ihr Gürtelumfang beträchtlich geringer bleiben als Ihr Brustumfang.

7. *Arbeitende Haut*

Es ist durchaus nicht allgemein bekannt, daß die Haut das größte einzelne Ausscheidungsorgan ist, von dessen richtiger Arbeit die Gesundheit in weitestem Ausmaß abhängt. Nicht nur bei uns in Indien - nein, auch in jedem anderen Lande besteht keine Notwendigkeit, sich mit der Last überflüssiger Kleidungsstücke zu beladen. Nach vorsichtiger Schätzung ist die Kleidung Schuld an mehr als zehn bis fünfzehn Prozent aller Krankheiten und an einem beträchtlichen Teil der zu hohen Lebenshaltungskosten. Setzen Sie sich jeden Tag der frischen Luft und der Sonne aus, und Ihre Haut wird arbeiten und jung bleiben.

8. *Jugendliche Geistesfrische*

"Der Mensch ist so alt, wie er sich fühlt" - das ist ein Sprichwort, das sich mit absoluter Richtigkeit auf die Menschen forgeschrittenen Alters anwenden läßt. In dem Augenblick, da ein Mensch den Glauben an seine innere Jugend verliert, sich als Greis fühlt und die Gewohnheiten des Alters annimmt, wird er rasch altern. Der Glaube ist das beherrschende Prinzip des Menschen.

Ein Mensch, der sich von seiner gewohnten Arbeit, seinem gewohnten Dienst zurückzieht, glaubt bald, daß er alt ist und nichts mehr in der Welt zu tun hat, als den Rest seines Lebens in Trägheit zuzubringen, mit der grundlosen Befürchtung, jede körperliche Tätigkeit oder Übung könnte sein Leben verkürzen. Aber er sollte lieber daran denken, daß es die Untätigkeit ist und nicht die Arbeit, die vorzeitiges Greisentum und den Tod verursacht.

Die jugendliche Frische ist abhängig von der Beweglichkeit des Körpers und des Geistes. Körperliche Tätigkeit und geistige Tätigkeit sind voneinader abhängig. Daher tun Sie gut daran, sich selbst einzuschärfen, daß Sie immer jung und tätig bleiben werden - und wenn Sie von dieser Überzeugung durchdrungen sind, werden Sie auch jung und tätig bleiben.

Geistige Beweglichkeit ist unerläßlich für einen erstklassigen Gesundheitszustand - ganz besonders im Alter. Die Statistiker haben festgestellt, daß Künstler und geistige Arbeiter wie Wissenschaftler, Philosophen, Theologen usw. länger leben als Handwerker und Schwerarbeiter.

Wenn Sie wünschen, daß Ihr Gesicht und Ihr Körper normal arbeiten, müssen Sie beiden regelmäßige Beschäftigung oder Übungen geben.

Es ist nur natürlich, daß sich der Mensch nach einem langen Leben in jugendlicher Frische sehnt. Doch viele gehorchen nicht den weisen Gesetzen der Natur, sondern verschwenden ihre Zeit, ihr Geld und ihre Kraft in müßigem Suchen nach einem Allheilmittel, ohne sich klar zu machen, daß sie es nur in ihrem eigenen Körper finden können. Die Gier nach zahllosen Wunderkuren, Patentmedizinen und Apothekermittelchen, die das Leben verlängern sollen, wird es letztes Endes verkürzen.

Doch es gibt auch Menschen, die nach einem sauberen, einfachen, nützlichen und mühsamen Leben zu altern anfangen; diesen gilt mein Rat, sich sofort einem gemäßigten Kurs der Surya Namaskars zu unterziehen, damit ihr tätiges und nützliches Leben verlängert wird.

Einer anderen Klasse alter Menschen ist die Greisen-
haftigkeit durch ihr Mißgeschick aufgezwungen worden
- Mißgeschick in Gestalt von zwangsläufigem Leben in
überfüllten Städten, von Krankheiten, Verlusten oder
anderen Rückschlägen; diesen Leuten werden die Namaskars sehr helfen, da sie dem Geist nicht weniger
dienlich sind als dem Körper.

Die dritte Klasse vorzeitig Gealteter besteht aus den
Menschen, die ihre Jugend und ihre Gesundheit ver-
geudet und ihren Körper völlig zugrunde gerichtet haben und daher von den Ärzten aufgegeben sind. Selbst
ihnen winkt eine Aussicht auf Genesung, wenn sie ge-
horsam wie die Kinder, vertrauensvoll und beharrlich
die Übungen der Surya Namaskars aufnehmen.

Es ist ein altes Sprichwort, daß der Mensch schon im
Augenblick seiner Geburt zu sterben anfängt. Das
unausweichbare Ende kann jedoch lange, lange hin-
ausgeschoben werden, wenn wir uns durch geeignete
Übungen von den Schlacken des Verfalls und der Zer-
setzung befreien. Wenn wir Menschen das jemals richtig lernen könnten, müßten wir, wenn keine Unglücks-
fälle dazwischentreten, weit über die Hundertjahr-
grenze hinaus leben.

Die Anwendung in den Schulen

Wir waren so glücklich, unser Volk in Aundh vom Nutzen der physischen Ertüchtigung im allgemeinen und
der Surya Namaskars im besonderen überzeugen zu
können; unsere Bürger haben sie mit solcher Begeiste-
rung aufgenommen, daß sie eine staatliche Verord-

nung vorgeschlagen haben, durch welche die Surya Namaskars in allen Schulen obligatorisch werden.

Es ist unser sehnlichster Wunsch, daß die Studenten unserer Schulen die Wohltaten dieses Systems nicht nur ihren Familien mitteilen, sondern allen, mit denen sie in Berührung kommen.

Sollte unser Traum Wirklichkeit werden, so werden wir in der kurzen Zeitspanne von fünf bis zehn Jahren eine weitgehende Verbesserung der Gesundheit, Kraft und geistigen Frische bei allen sehen, die Schule und College besucht haben. Wir werden uns jedoch nicht mit dem verbesserten Gesundheitszustand der männlichen Jugend zufrieden geben, denn die Gemeinschaft verlangt, daß die Gesundheit unserer Mädchen - der künftigen Mütter unseres Volkes - noch vor der unserer männlichen Jugend gehoben wird.

Einer der größten Vorzüge der Surya Namaskars liegt darin, daß man sie auch als Gruppen- und Massenübung ausführen kann. Unter geeigneter Aufsicht können Hunderte von Schülern - Knaben wie Mädchen - ihre Übungen gleichzeitig machen, was den doppelten Vorteil der erhöhten Wirksamkeit und der Zeitersparnis bietet. Man gruppiert die Schüler am besten nach Alter, Größe oder körperlicher Tüchtigkeit.

Die Erfahrung der letzten zwölf Jahre, die wir mit den Gruppenübungen der Vor- und Mittelschulen sowie der Hochschule des Staates Aundh gemacht haben, hat uns überzeugt, daß die Surya Namaskars die ideale Übung für den Gebrauch großer Gruppen sind.

Es erübrigt sich fast zu betonen, daß die tägliche Ausführung der Surya Namaskars, weit entfernt davon, Spiele und Zeitvertreib, welche körperliche Anstrengung erfordern, auszuschalten, tatsächlich die Freude daran erhöht.

Wir sind kein Feind der Freiluftspiele, des Sports und der Gymnastik. Im Gegenteil! Doch möchten wir den wichtigsten Punkt betonen: in Verbindung mit jedem Sport oder Spiel müssen tägliche Übungen wie die Surya Namaskars gemacht werden, was für den Einzelnen wie für geschlossene Gruppen das ganze Jahr hindurch möglich ist, um dadurch eine echte und bleibende Grundlage zu Gesundheit und Kraft zu schaffen. Denn gerade diese Übungen machen jeden dazu fähig, an allen Sportarten und Spielen teilzunehmen, die Kraft und Ausdauer erfordern.

Eine systematische tägliche Durchführung der Surya Namaskars bildet die Grundlage für alle anderen körperlichen Betätigungen, weil sie in beträchtlichem Maße die Kraft verleiht, Körper und Geist zu beherrschen und es dadurch dem Menschen ermöglicht, seine Kraft bei Spiel und Sport am besten einzusetzen, besonders bei Spielarten, die lang andauernde Anstrengung erfordern, ohne daß üble Folgen auftreten. Sie vermindert die Gefahr der Überanstrengung, besonders der des Herzens.

Kinder, die durch die tägliche Ausführung der Surya Namaskars das ganze Jahr hindurch gesund und frisch sind, werden mehr Selbstvertrauen haben und dadurch bessere Leistungen erzielen, nicht nur bei jedem Spiel oder Sport, sondern auch im Alltagsleben.

Die Erfahrung zweier Lehrer bestätigt, was wir gesagt haben. Wir geben hier ihren eigenen Bericht wieder.

Die Erfahrungen des Herrn Shankar Hari Javadekar, Leiter der Marathi-Schule zu Indapur im Poona Bezirk

Im Mai des Jahres 1945 begannen mich täglich gegen zwei Uhr nachmittags Magenscherzen zu quälen. Die Schmerzen steigerten sich bis zu einem solchen Grade, daß ich trotz der verschiedensten Behandlungen durch die Ärzte in Indapur das Gefühl hatte, als versetzten sie mir mehrere Skorpionstiche in den Magen. Dann ging ich nach Poona, wo ich mich in Behandlung eines wohlbekannten Heilpraktikers begab. Nach zehn Tagen verspürte ich eine leichte Besserung, die Schmerzen hielten jedoch an.

Ich kehrte wieder heim nach Indapur und fuhr fort, Arzneien einzunehmen und die Regeln zu befolgen, die mir ein Arzt in Poona gegeben hatte, aber alles vergebens. Der Gedanke, daß meine Krankheit ständig an meiner Energie und meinem körperlichen Zustand zehren könne, hatte mich völlig entmutigt; da kam mir das Buch des Rajah von Aundh über die Surya Namaskars in die Hände. Ein näherer Einblick in das Buch veranlaßte mich, die Namaskarübungen zur Gesundung zu erproben. Ich unternahm den Versuch - und innerhalb einer Woche war ich imstande, fünfzig Namaskars auszuführen, da ich bereits früher viel Gymnastik getrieben hatte.

Die wunderbare Linderung meines Übels, die ich durch die Übungen schon in so kurzer Zeit erreichte, ermutigte mich, damit fortzufahren. Ich steigerte die Zahl meiner Namaskars bis zweihundert - und damit war auch jeder Schmerz verschwunden, und meine Gesundheit war wieder hergestellt. Es beglückte mich sehr, durch die Surya Namaskars zu erreichen, was die ganze medizinische Behandlung und alle Arten anderer Übungen nicht erreicht hatten. Seitdem bin ich ein unerschütterlicher Anhänger der Surya Namaskars.

Nachdem ich nun durch eigene Erfahrung von der therapeutischen und prophylaktischen Wirkung der Namaskarübungen überzeugt war, wünschte ich, daß auch alle Lehrer und Schüler meiner Anstalt von der Ausübung dieser wundervoll wirksamen Übungen Nutzen haben sollten.

Zu diesem Zweck setzte ich eine öffentliche Zusammenkunft an, an welcher Lehrer, Schüler und eine große Anzahl von Stadtbewohnern teilnahmen, und hielt ihnen eine Vorlesung über die Notwendigkeit und Bedeutung der Surya Namaskars zur Erhaltung der Gesundheit und Leistungsfähigkeit. Diese Vorlesung erwies sich als so erfolgreich, daß alle Lehrer und Schüler einstimmig erklärten, sie würden fortab täglich während der Schulzeit die Übungen machen. Das Publikum war so beeindruckt, daß es sofort Unterschriften für einen Fond sammelte, der nötig war, um eine geräumige und bequeme Halle zu errichten, in der die Surya Namaskars geübt werden könnten.

Schnell war die Halle gebaut, und wir waren alle sehr begeistert. Nun üben gleichzeitig hundertfünfzig Schüler unter meiner Anleitung in dieser Halle.

Bald kam mir noch ein anderer Einfall: Ich wollte feststellen, ob die Jors und Baithaks, zwei andere indische Gymnastiksysteme, die gleichen Resultate zeigen würden. Ich stellte also zwei Mannschaften auf, jede bestand aus fünfundzwanzig Knaben ungefähr desselben Alters, derselben Kraft und Größe und der gleichen Lebensumstände. Maße und Gewicht jedes Einzelnen wurden schriftlich festgehalten und in ein eigens zu diesem Zweck angelegtes Register eingetragen, ehe jede der beiden Mannschaften mit ihrem eigenen Übungssystem begann.

Beiden Parteien war die gleiche Zeit zur Durchführung ihrer Übungen zugemessen. Zwölf Monate regelmäßiger Praxis unter meiner persönlichen Überwachung bewiesen die Überlegenheit der Surya Namaskars über Jors und Baithaks.

Die Erfahrungen des Herrn G.K. Gokhale, M.A., Vorsteher der Neuen Englischen Schule in Hubli, Bezirk Dharwar

Nachdem ich mich entschlossen hatte, die Surya Namaskars zu versuchen, kam ich von Hubli nach Aundh und gab mich in die Hand eines erfahrenen Anhängers dieser Übungen, der auch ein großer Enthusiast war. Ich nahm mein erste Lektion am 13ten Oktober 1948, und ich brauchte vier oder fünf Tage, bis ich die Bewegungen gelernt hatte. Ich machte täglich nur ein halbes Dutzend Namaskars, da mein Körper steif war und schon diese wenigen Übungen für meine verschiedenen Muskeln eine beträchtliche Anstrengung bedeuteten. Nach und nach fielen sie mir leichter, und nach ein paar Tagen konnte ich zwölf Namaskars fast nach den vorgeschriebenen Regeln ausführen. Nun konnte ich jede halbe Woche etwa sechs Namaskars hinzufügen. Zu meiner größten Überraschung war ich am siebzehnten Tage meines Trainings imstande, fünfzig Namaskars zu machen, ohne besonders ermüdet oder überhaupt außer Atem zu sein. Dies halte ich für ein großes Verdienst der *Mantras* und Hymnen, die so abgestuft sind, daß die Ruhezeit, die man braucht, um sie aufzusagen, immer länger wird, je höher die Zahl der Namaskars steigt. Wenn man die Länge der Hymne, die man zu den ersten zwölf Namaskars spricht, als eine Einheit ansetzt, so wird die Länge der Hymne für die nächsten sechs Namaskars zwei Einheiten entsprechen; für die nächsten drei Namaskars sind es vier Einheiten, für die nächsten drei zwölf Einheiten; auf diese Weise fühlt man sich ganz frisch, wenn man den ersten Zyklus von vier- oder fünfundzwanzig Namaskars beendet hat.

Allen, die sich mit dem Gedanken tragen, die Namaskarübungen zu erlernen, kann ich versichern, daß sie leicht erlernbar und vollkommen ungefährlich sind, da sie keiner Muskel und keinem Organ des Körpers eine übermäßige Anstrengung auferlegen oder gar Schaden tun. Wenn man sofort jede Bewegung genau den Vorschriften entsprechend ausführen wollte, müßte eine solche Überanstrengung eintreten, aber niemand verlangt von einem Anfänger, daß er sein Ziel gleich so hoch setzt; es ist viel besser für ihn, sich nach und nach darin zu vervollkommnen. Tatsächlich sind manche Teilübungen so schwierig, daß man sie erst nach monatelanger Übung einwandfrei ausführen kann.

Selbst bei der kurzen Praxis, die ich hinter mir habe, fange ich schon an, die wohltuende Wirkung der Übungen zu spüren. Das überflüssige Fett meines Bauches verschwindet, und meine Brust scheint sich auszudehnen. Die Neigung zur Verstopfung, ein Übel, das mir bisher ganz natürlich und nicht zu beheben schien, verringerte sich merklich, und ich fühle mich unternehmungslustiger und energischer.

Unsere eigenen Erfahrungen

Als wir jung waren, erlernten wir bei Imam Uddin, einem wohlbekannten Ringer von Punjab, den Ringkampf. Wir übten auch Jor, Baithaks und indische Keulen, doch nach den geltenden Regeln der alten Ringerschule pflegten wir unnötig fette Nahrung zu uns zu nehmen, natürlich dem- entsprechend übermäßiges Fett anzusetzen.

Eines Tages lasen wir etwas über Sandow, einem berühmten Verkünder der Körperkultur. Wir beschafften uns all seine Geräte und Bücher und machten volle zehn Jahre lang regelmäßig und beharrlich Übungen nach seinen Anweisungen mit dem Ergebnis, daß der Brustumfang derselbe blieb, während der Umfang der Taille und des Leibes eine merkliche Verringerung zeigte. Seit dreißig Jahren machen wir nun jeden Tag, durch das Beispiel und den Rat unseres hochgeschätzten Freundes Shrimant Sir Gangadharrao, des Fürsten von Miraj, beeindruckt, die Namaskarübungen mit den *Mantras* und den vedischen Hymnen, und der Erfolg war eine äußerst beachtliche Verringerung des Gewichtes, ein Gefühl der Leichtigkeit des Körpers, der Heiterkeit des Geistes und ein allgemeines Gefühl des Jungseins, das man kennen muß, um es zu verstehen.

Doch die größte aller Wohltaten ist die Tatsache, daß wir während der letzten vierundzwanzig Jahre völlig frei von Fieber und jeder Art Krankheit waren und niemals auch nur an Erkältung oder Husten litten - Übel, die selbst der Mediziner für unvermeidlich hält. Doch der verblüffendste Beweis der Ausdauer und Widerstandskraft, die der Körper durch die Surya Namaskars bekommt, ist die Tatsache, daß wir trotz viermaliger Pestimpfung kein Fieber und nicht einmal so starke Muskelschmerzen bekamen, daß sie uns an unseren täglichen Namaskars gehindert hätten.

Wir möchten behaupten, daß diese dreißigjährige Erfahrung und das ensprechende Studium uns gewissermaßen zu der Feststellung berechtigen, daß von allen Systemen der Leibesübungen die Surya Namaskars an erster Stelle stehen, die körperliche und geistige Grundlage am meisten fördern und dem Menschen ein seelisches Gleichgewicht verleihen, das selbst unter den schwierigsten Bedingungen ungetrübt bleibt.

Unter diesen Umständen mag es für den Leser von Interesse sein, daß tägliche Programm zu kennen, das wir in einem Alter, in welchem die meisten Menschen in einer Art geistiger und körperlicher Erschlaffung "herumsitzen", mit der vollen Kraft und Freude der Jugend einhalten.

Wir stehen jeden Tag um 3.30 Uhr auf - mit einem Gefühl der erwartungsvollen Freude auf die Arbeit, die vor uns liegt. Bis 6.15 Uhr verbringen wir die Zeit mit Baden, Übungen und Morgenandacht. Die "Übungen" schließen eine Stunde Surya Namaskars sowie die rasche Besteigung eines zweihundert Meter hohen Berges ein.

Dann läuft unser Stundenplan ungefähr folgendermaßen ab:

6.15	-	7.30	Frühstück mit der Ranisahib u. den Kindern
7.30	-	9.30	Staatsangelegenheiten
9.30	-	10.30	Malen, während Zeitungen vorgelesen werden
10.30	-	11.30	Mittagessen
11.30	-	12.30	Lesen
12.30	-	13.30	Mittagsruhe
13.30	-	15.00	Literarische Arbeit

15.00 - 18.00	Amtsarbeiten, Korrespondenz, Entscheidung über Gesuche, Nachprüfen der Tagesarbeit der Sekretäre, Besichtigung der Bau- und Bildhauerarbeiten und anderer Werke, und so weiter.
18.00 - 18.30	Abendandacht
18.30 - 19.30	Abendmahlzeit
19.30 - 20.30	Vorlesen für die Ranisahib und die Kinder
20.30 - 3.30	Schlaf

Der Schlaf kommt in fünf Minuten, während der Kopf auf dem Kissen ruht, und ist tief und traumlos.

Nachstehend die Diät, die wir seit vielen Jahren einhalten, und die nach vielen Versuchen ausgearbeitet wude:

Frühstück:

zwei Tassen Kuhmilch, warm und frischgemolken, dazu ein wenig Sahne mit Honig gemischt.

Mittagessen: etwa 200 Gramm gekochter Reis (die Körner sollen braun und ganz sein, nur die äußerste Hülse entfernt, aber nicht poliert oder geperlt); fünfzig bis hundert Gramm Weizenvollkornbrot; ein wenig Hülsenfrüchte, ein oder zwei rohe oder gekochte Gemüse ohne Gewürze; etwas Milch oder Milchprodukte, wie Quark, Buttermilch, zerlassene Butter; Früchte und Nüsse.

Abendessen: Die gleichen Nahrungsmittel wie mittags, nur in kleinerer Menge.

Alle gebratenen Dinge sind im allgemeinen von unserer Diät ausgeschlossen.

Wir trinken frisches, kühles Quellwasser mit etwas Blumenduft wie Rose oder Jasmin parfümiert. Bei den

Mahlzeiten trinken wir niemals Wasser, doch stets eine Stunde nach Tisch und wenn wir zwischen den Mahlzeiten Durst haben.

Viele Leute denken in ihrer Unwissenheit, man könne das Wasser als solches entbehren, wenn eine ausreichende Menge anderer Flüssigkeiten getrunken werden. Einen ärgeren Trugschluß kann es gar nicht geben. Es muß betont werden, daß es vom therapeutischen Blickpunkte aus kein Ersatzmittel für reines Wasser gibt.

Zwischen den Mahlzeiten essen wir nichts, nicht einmal Obst. Alle Reizmittel und Narkotia wie Tee, Kaffee, Kakao, Tabak und so weiter sind absolut ausgeschlossen.

Zur Ergänzung unserer regelmäßigen täglichen Übungen und unserer einfachen gesunden Diät an lebenswichtigen Nahrungsmitteln fasten wir häufig - teilweise oder auch vollständig.

Die Entwicklung der Surya Namaskars

Häufig werden wir gefragt: "Haben Sie die Methode der Surya Namaskars, die Sie jetzt empfehlen, von Anfang an befolgt?"

In Beantwortung dieser Frage wollen wir versuchen, kurz darzulegen, wie sich aus der alten Methode nach und nach das derzeitige System entwickelt hat.

Anfangs begannen wir zunächst die Surya Namaskars im alten Stil auszuführen. Diesem entsprechend wurden die Knie beim Herunterbeugen nicht durchgedrückt, und auch der Fuß wurde nicht auf eine Linie mit den Handwurzeln gesetzt, man brauchte zu Beginn eines jeden Namaskars nicht aufrecht zu stehen und den Atem nicht so zu regulieren, wie wir es Ihnen vorgeschrieben haben.

Nachdem wir etwa ein Jahr die Namaskars in diesem Stil gemacht hatten, versuchten wir eines Tages, die Zehen des einen Fußes auf eine Linie mit den Handwurzeln zu bringen und merkten, daß hierdurch Leib und Taille straffer angespannt wurden. Das war die erste Verbesserung des alten Stils, die wir vornahmen.

Während wir bei einer anderen Gelegenheit versuchten, beim Vornüberbeugen (um die Hände fest auf den Boden zu legen) die Knie durchzudrücken, spürten wir eine noch stärkere Anspannung in den Waden, den Schenkeln, der Taille, dem Leib und dem ganzen Rücken. Auch diese Erfahrung trug zur Verbesserung und zum Ausbau der Übungen bei.

Den Bräuchen der alten Ringkämpfer- und Athletenschule getreu nahmen wir reichliche und fette eiweißhaltige Nahrung zu uns, wie Sahne, Butter und Nüsse, und setzten infolgedessen am ganzen Körper übermäßiges Fett an, besonders am Unterleib. Da wir die Notwendigkeit einsahen, unseren Leibumfang zu verringern, führten wir nach und nach die besonderen Bewegungen ein, welche den Leib strecken und einen Druck darauf ausüben.

Die Veränderungen, die wir auf diese Weise in der Art der Übungen einführten, wirkten stark und anspannend auf die Magen- und Unterleibsmuskeln, und allmählich verringerte sich auch eine gewisse vorhandene Neigung zur Verstopfung. Wenn der Darm auch manchmal nicht gleich morgens als erstes arbeitet, wird er sich mühelos etwa eine Stunde nach den Namaskars öffnen.

Da zuweilen das Sprechen der Hymnen und gewisser Gebete eine längere Zeit erforderte als gewöhnlich, versuchten wir aufgerichtet zu stehen, die Brust geschwellt und vorgeschoben; das bewirkte eine merkliche Spannung in der Magen- und Unterleibsgegend. Seither haben wir diese Haltung als Grundstellung zu jedem Namskar eingeführt.

Das Voransetzen des rechten Fußes, durch das ein wohlbeabsichtigter Druck auf die Magenseite ausgeübt wird, und der gleiche Druck auf die linke Seite durch Voransetzen des linken Fußes, erwiesen sich als anregend für Leber und Milz.

Zugleich mit der Einführung dieser Verbesserungen brachen wir natürlich mit dem alten Brauch, vier oder fünf Namaskars in einem Atem zu machen. Da wir merkten, daß eine vollständige Ausatmung die Bewegung des Baucheinziehens sehr erleichterte, zogen wir daraus die Nutzanwendung für die Bewegungen des Vornüberbeugens und der Berührung des Bodens mit Brust und Stirn.

Anfänglich holten wir für einen Namaskar einmal tief Atem. Schließlich aber fanden wir es außerordentlich nützlich, jedes Baucheinziehen mit einer vollständigen Ausatmung zu verbinden, so daß endlich auf die Ausführung jedes einzelnen Namaskar drei volle Atemzüge kamen.

Wir haben dies alles so ausführlich geschildert, weil wir dankbar beglückt sind in dem Gefühl, auch unser Scherflein beigetragen zu haben, um unseren Mitmenschen zu helfen, indem wir das Sonnengebet ausbauten und verbesserten.

Gesundheit durch die Sprache

Wir kommen jetzt zu einem Teil, der manchem Leser aus der westlichen Welt unverständlich und vielleicht sogar kindisch und unsinnig erscheinen mag. Beeilen Sie sich nicht, dieses Kapitel zu lesen und darüber nachzugrübeln. Lassen Sie sich Zeit und machen Sie zunächst nur Ihre Übungen; dann kommt ganz von selbst der Zeitpunkt, an dem Sie vorbereitet sind, in voller Harmonie mit uns zu verstehen, was wir hier sagen, ohne jedes Vorurteil vorgefaßter Meinungen. Dann werden Sie vielleicht selbst erproben wollen, ob die Verbindung der Sprache mit den Übungen eine große Hilfe ist.

Die indischen Denker und Heilkundigen kannten seit zahllosen Generationen das Geheimnis, durch die Sprache zu gesunden, und haben es zu einer großen Kunst erhoben. Das Erstaunliche daran ist, daß man noch nicht allgemein erkennt, wie sehr die Stimmbänder ein Teil des Körpers sind und der Übung bedürfen, wie jeder andere Teil. Warum sollen sie tot und stumm bleiben, wenn der ganze Körper zum Schwingen gebracht wird?

Jeder Mensch, der Gesang studiert hat, weiß, wieviel Freude und Kräftigung und Macht über die eigenen Mittel er durch das Singen gewinnt, und kennt die wohltuende Wirkung auf Kehle und Brust.

Es ist dem Menschen natürlich, bei seinen Arbeiten im Haus und auf dem Felde zu singen oder zu pfeifen.

Millionen von Indern haben die wunderbar heilsame und stärkende Kraft - physisch wie psychisch - erfahren, die dem scheinbar bedeutungslosen Laut *om* (der seit grauen Zeiten als Silben *hram, hrim, hrum, hraim, hraum* und *hrah* innewohnt, welche man die *Bija Mantras* nennt).

Das laute und deutliche Aussprechen dieser sieben Silben hat Einfluß auf lebenswichtige Organe wie Herz, Magen und Gehirn, und wirkt daher nicht nur prophylaktisch (vorbeugend), sondern auch therapeutisch (heilend).

Der erste Laut *om* wird mit einem langen "o" ausgesprochen, das "m" schwingt aus, wie in "Dom" oder "Rom".

Dann kommt zunächst *hram*. Hier werden alle Laute lang gesprochen, wie bei "nahm" oder "Rahm". Das "m" schwingt wieder, wie auch bei allen folgenden Lauten. Das gehauchte "h" wird vom Herzen gebildet. Daher gerät das Herz jedesmal, wenn man *hram* sagt, in kräftige Vibration. Der Vorgang der Blutreinigung findet im Herzen statt, denn das reine Blut, das zu jedem angegriffenen Teil des Körpers strömt, wird vom Herzen herausgepumpt. Nur wenn das Blut gereinigt wird, ehe es den angegriffenen oder erkrankten Teil des Systems erreicht, erfolgt die erwünschte Wirkung, das heißt die Heilung der Erkrankung oder des Leidens. Wenn jedoch ungereinigtes oder giftiges Blut im Körper zirkuliert, wird der angegriffene oder kranke Teil schlimmer statt besser werden. Daher setzt man vor jedes *Mantra* das gehauchte "h" im Hinblick auf die Vibration und Stärkung des Herzens, damit dieses nur gereinigtes Blut herauspumpt.

Ebenso wie jedes *Mantra* mit dem gehauchten "h" beginnt, endet es mit labialem, nasalem "m", bei dem Lippen und Nase in Funktion treten. Auch diese Atmung hilft das Blut reinigen. Der Sauerstoff, der bei jedem Einatmen aufgenommen wird, kommt mit dem

Blut in den Adern in Berührung, und der Stickstoff aus dem unreinen Blut wird ausgestoßen. Das Atemholen geschieht durch Nase und Luftröhre, also müssen auch diese Organe von Leiden und Krankheit frei gehalten werden. Jedes *Mantra* ist so beschaffen, daß es mit dem verlängerten gesummten "mmmm" schließt, und dadurch die Nase und Luftröhre zum Vibrieren bringt und gesund hält.

Gleichermaßen steht in jedem *Mantra* das Zungen-"r" zwischen dem einführenden gehauchten "h" und dem abschließenden nasalen "m". Der Konsonant "r" wird für ebenso wichtig gehalten wie das *om*. Beim Aussprechen des Konsonanten "r" streicht die Zungenspitze den vorderen Gaumen und trägt dazu bei, auch im Gehirn zu vibrieren. Daher regt die richtige Aussprache der Silben *hram, hrim* etc. das Herz, die Luftröhre und das Gehirn an und kräftigt sie; es sind drei der lebenswichtigsten Organe des Körpers, deren Gesundheit unerläßlich notwendig ist, um das ganze System stark und gesund zu erhalten.

Beim Rezitieren der *Mantras* muß man beim "h" den Mund öffnen und beim "m" wieder schließen.

Es gibt ein ausgezeichnetes kleines Lied im Sanskrit, das die Silbe *"hram"* besingt und in freier Übersetzung ungefähr lautet:

"Das bloße Aussprechen des "ra" in "hram" treibt das Gift der Sünde zum offenen Munde heraus, und aus Angst, daß sie wieder eintreten könnte, dient der Konsonant "m" als Tür, indem er die Lippen schließt."

Der langaushaltende Vokal "A" in *hram* kräftigt die Rippen, reinigt den Verdauungskanal von Giften, vertreibt die Lethargie und fegt den oberen Teil der Lungen aus, indem er sie anregt. Das *Mantra "hram"* hat sich als

Heilmittel gegen Asthma, Bronchitis und die Anlage zur Tuberkulose erwiesen.

Der lange Vokalton "i" in *hrim* (wie in Liebe und nie) regt die Tätigkeit der Kehle, des Gaumens, der Nase und der oberen Partien des Herzens an. Die Wiederholung von *hrim* reinigt die Atmungs- und Verdauungsorgane vom Schleim, der dort ausgeschieden wurde oder sich gesammelt hat. In der ersten oder zweiten Runde der von den *Mantras* begleiteten Namaskars wird es daher zuweilen, wenn auch nicht oft, nötig, den überflüssigen Schleim aus Nase, Kehle oder Mund zu entfernen, aber nach ein oder zwei Runden sind die Atmungsorgane vollkommen sauber.

Der lange Vokalton "u" in *hrum* (das u wie in Ruhm) regt sehr wirksam Leber, Milz, Magen und Eingeweide an und verringert die Fettleibigkeit. Frauen, die ständig an Unterleibsbeschwerden leiden, werden besonderen Nutzen davon haben, daß sie das *hrum* laut und mit vollem Ton wiederholen.

Der zusammengesetzte Vokalton der Silbe *hraim* (das ai wie in Kaiser) wirkt auf Mastdarm und Aftermündung und trägt zu ihrer normalen Funktion bei.

Die letzte Silbe - doch nicht die unwichtigste - ist *hrah;* Kehle und Brust werden durch sie zum Schwingen gebracht.

Auf diese Weise dienen diese anscheinend sinnlosen Laute dazu, verschiedene lebenswichtige Teile des Körpers in Schwingung zu versetzen, sie anzuregen, das Blut des Körpers zu reinigen und folglich Unregelmäßigkeiten, Schmerzen und Krankheiten dieser Teile zu beheben.

Nachstehende Tabelle wird es Ihnen erleichtern, diese heilenden Silben richtig auszusprechen:

om	reimt sich auf	Dom
hram	reimt sich auf	Rahm
hrim	reimt sich auf	ihm
hrum	reimt sich auf	Ruhm
hraim	reimt sich auf	Keim
hraum	reimt sich auf	Schaum
hrah	reimt sich auf	nah.

Diese Silben sollen laut und deutlich mehrmals wiederholt werden, während man die erste Stellung eines jeden Namaskars einnimmt.

Nachstehend die abgekürzte *Mantra* -Tabelle, die wir jedem Anfänger empfehlen. Sie dient auch dazu, die Namsakars zu zählen, worauf wir schon hingewiesen haben.

Namaskar

1. *Om hram* eins
2. *Om hrim* zwei
3. *Om hrum* drei
4. *Om hraim* vier
5. *Om hraum* fünf
6. *Om hrah* sechs
7. *Om hram* sieben
8. *Om hrim* acht
9. *Om hrum* neun
10. *Om hraim* zehn
11. *Om hraum* elf

12. *Om hrah* zwölf

13. *Om hram hrim* dreizehn

14. *Om hrum hraim* vierzehn

15. *Om hraum hrah* fünfzehn

16. *Om hram hrim* sechzehn

17. *Om hraum hraim* siebzehn

18. *Om hraum hrah* achtzehn

19. *Om hram hrim hrum hraim* neunzehn

20. *Om hraum hrah hram hrim* zwanzig

21. *Om hram hrim hrum hraim* einundzwanzig

22. *Om hraum hrah hram hrim* zweiundzwanzig

23. *Om hrum hraim hraum hrah hram* dreiundzwanzig

24. *Om hrim hrum hraim hraum hrah* vierundzwanzig

Hilfe durch den Ton

Sie werden bemerkt haben, daß die Länge der *Mantras* sich steigert, wenn es dem Ende eines Namaskars zugeht. Dies dient dazu, Ihnen längere Ruhepausen zu geben, damit Ihr Atem normal bleibt, denn Sie dürfen niemals außer Atem kommen, gleichgültig, wieviele Runden Sie ausführen.

Da es vielleicht eine Frage allgemeinen Interesses ist, möchten wir Ihnen die Methode erklären, die viele Inder anwenden, indem sie den *Mantras* die zwölf Namen der Sonne in Sanskrit hinzufügen; dadurch wird die Ruhepause noch länger ausgedehnt und erhöht die heilsame Wirkung der Sprechübungen.

Diese Sonnen-Namen lauten:

Mitraya Namah (Freund Aller, ich neige mich vor dir)

Ravaje Namah (Von Allen Gepriesener, ich neige mich vor dir)

Suryaya Namah (Führer Aller , ich neige mich vor dir)

Bhanave Namah (Spender der Schönheit, ich neige mich vor dir)

Khagaya Namah (Erreger der Sinne, ich neige mich vor dir)

Pushne Namah (Ernährer des Lebens, ich neige mich vor dir)

Hiranyagarbhaya Namah (Förderer der Mannheit, ich neige mich vor dir)

Marichaya Namah (Zerstörer der Krankheit, ich neige mich vor dir)

Adityaya Namah (Der du die Liebe einhauchst, ich neige mich vor dir)

Savitre Namah (Erzeuger des Lebens, ich neige mich vor dir)

Arkaya Namah (Der du Ehrfurcht einflößest, ich neige mich vor dir)

Bhaskaraya Namah (Strahlender, ich neige mich vor dir)

Folgende gekürzte Methode, die Namen der Sonne zu gebrauchen, wird als geeigneter empfohlen für die Gläubigen aller Religionen, Christen, Hindus, Nicht-Hindus, Parsen, Mohammedaner - sie passen für jeden Glauben gleichermaßen:

Man gebrauche *om* ein-, zwei- oder mehrere Male bei jeder Wiederholung der Silben.

Man lasse jedem Namen der Sonne ein *Mantra* vorangehen; vor zwei Sonnen-Namen spreche man zwei *Mantras* aus, bei vier Namen vier; bei zwölf Sonnen-Namen wiederhole man alle sechs *Mantras.*

Eine ganze Runde Namaskars wird durch diese Sprechübungen auf etwa acht Minuten ausgedehnt.

Ehe wir dieses Kapitel abschließen, würden wir gern einige Worte über die alte indische Weisheit sagen.

Heutzutage, da die Maschine alles beherrscht, haben viele Menschen das Vertrauen in ihre eigene schöpferische Kraft verloren und spotten gern über die alte Kultur ihrer Rasse, gleichviel ob sie Inder sind oder anderen Nationen angehören.

Sie werden schwankend durch das trügerische Argument, daß ihre alte Kultur, wenn sie gut und gesund gewesen wäre, nicht auf ihren heutigen beklagenswerten Zustand hätte herabsinken können.

Andererseits sind diejenigen, welche unser altes Erbteil studiert haben und sich seines Wertes voll bewußt sind, anscheinend nicht fähig, sich mit dieser Ansicht durchzusetzen und sie anderen zu lehren, indem sie sie in den Begriffen moderner medizinischer und hygienischer Wissenschaft darlegen.

Coué mußte erst kommen, um uns die Kraft des *Japa* zu beweisen - die Kraft der beharrlichen Konzentration auf eine gewisse Idee; oder Haddock, um uns über die Bedeutung der Willenskraft zu belehren, oder William James, der uns über die Wichtigkeit geistiger Beherrschung aufklärte. Wenn man die Werke dieser Männer auch nur flüchtig liest und ihre Lehren mit denen unserer alten indischen Weisen vergleicht, wird man über das Wunder ihrer Ähnlichkeit erschüttert sein.

Obwohl sie nicht die medizinischen Hilfsmittel besaßen, die uns die moderne Medizin zugänglich gemacht hat, haben unsere Weisen doch manche Entdeckung gemacht, die ihrer Zeit weit voraus war.

Es wird den meisten unserer Leser unbekannt sein, daß der Katheter in der Athara Veda erwähnt wird, die mindestens dreitausend Jahre v.Chr. datiert, und daß die Ärzte oder Chirurgen aus der Zeit der Rigveda einer Frau ein Bein aus Metall anpaßten, mit dem sie herumgehen konnte.

Auch über die höhere Mathematik scheinen die alten *Rishis* oder Weisen etwas gewußt zu haben. Sie bedienten sich mit Vorliebe eines Satzes, den wir hier wiedergeben möchten: "Wenn Unendlichkeit von Unendlichkeit subtrahiert wird, so ist der Rest Unendlichkeit."

In den Puranas kommt eine Geschichte vor, daß Soma die siebenundzwanzig Töchter des Daksha heiratete, und daß vier von ihnen die vier Planeten gebaren - Mars, Merkur, Jupiter und Venus. Der große Astronom Bentley sah in den vier Heiraten einen versteckten Hinweis auf die Konjunktion des Mondes mit mehreren Planeten in diesen Konstellationen. Bentleys Berechnungen wurden von Hindman nachgeprüft, und man kann jetzt überzeugt sein, daß die Pura-Geschichte auf ein astronomisches Naturereignis hindeutet, das etwa 1424 bis 1423 vor Chr. innerhalb von sechzehn Monaten stattfand.

Aus den Bekundungen griechischer Historiker erfahren wir, daß es zur Zeit Alexander des Großen in Punjab Ärzte gab - sie nennen sie *Vaidyas* - die erfolgreich Schlangenbisse heilen konnten. Alexander war gezwungen, sich dieser Ärzte zu bedienen, als seine mazedonischen Ärzte gestanden, daß sie nicht fähig seien, derartige Fälle zu behandeln.

Wir könnten noch viele Beispiele solcher alten indischen Wahrheiten berichten, welche durch moderne Wissenschaftler unabhängig voneinander entdeckt worden sind, doch das würde zu weit von unserem Thema wegführen.

Die Brahmanen werden zu Recht oder zu Unrecht beschuldigt, ihre Weisheit absichtlich verborgen zu haben. Es ist nicht an uns, die Berechtigung dieser Anklage zu prüfen, doch wir möchten immer wieder nachdrücklich betonen, daß uns nichts tiefere Befriedigung gewähren würde, als zu erleben, daß die ganze Welt sich der Früchte unserer alten Zivilisation erfreuen könnte!

Die Behebung der Verstopfung

Wir möchten dem Thema "Verstopfung" ein ganzes Kapitel widmen, da wir dieses Übel als einen der größten Feinde der Menschheit betrachten.

Verstopfung ist ein Zustand, in dem die Entleerungen des Darms ungenügend und nicht häufig genug sind und die fäkalen Stoffe in den Eingeweiden zurückgehalten werden.

Trotz all ihrer Siege über die Natur hat die moderne Zivilisation kläglich bei der Aufgabe versagt, dem zivilisierten Menschen zu ständiger und bleibender Gesundheit zu verhelfen.

Im Gegenteil - die Zunahme der Krankheiten ist erschreckend groß.

Wenn man die vielen und mannigfaltigen Übel, an denen der moderne Mensch leidet, in einem einzigen Wort zusammenfassen sollte, so würde dieses Wort "Verstopfung" heißen.

Mehr als neunzig Prozent aller Krankheiten rühren von Verstopfung her, weil die Toxine oder Gifte von überflüssiger Nahrung das ganze System überschwemmen und den Menschen an seiner schwächsten Stelle angreifen, welche Stelle das auch sein mag.

Die Gifte, welche durch Verstopfung entstehen, bereiten dem Krebs und anderen gefürchteten Krankheiten den Boden. Jedoch die Verstopfung findet so heimtückische Arten, den Kranken zu überfallen, daß er fast gar nichts davon merkt oder die Anzeichen nicht beachtet, weil er sie nicht sehr ungewöhnlich findet.

Es gibt tausendundeine Ursache der Verstopfung, von denen praktisch eine jede vermeidlich oder teilbar ist. Doch diese scheinbare Vielfältigkeit der Ursachen kann fast immer auf falsche Diät oder Zuviel-Essen zurückgeführt werden, und auf den Mangel an richtiger körperlicher Übung.

Es gibt nur wenige Menschen, die sich jemals vollkommener Gesundheit erfreuen. Das werden Sie an sich selbst feststellen können. Wie oft fühlen Sie sich unter Ihrem Normalzustand! Nicht gerade krank, aber sicher nicht hundert Prozent leistungsfähig. Die Wissenschaft sagt uns längst, warum das so ist. Falsche Diät oder zu reichliche Kost und Mangel an Bewegung - das sind die Ursachen.

Wie können wir diesen Zustand abändern? Durch Medikamente? Leute, die an Verstopfung leiden, suchen nur allzu gern Hilfe durch Medikamente. Aber Medikamente führen leicht dazu, das Übel chronisch zu machen, statt es zu beheben. Nach unserer Ansicht ist es heller Unsinn, zu glauben, daß man durch Medikamente eine Krankheit heilen kann. Dieser Glaube an sich trägt schon erheblich dazu bei, die schlimmste Form der Verstopfung entstehen zu lassen.

Dagegen werden körperliche Übungen mit einer ausgewogenen Diät dieses Übel verhindern oder beheben. Und da dem zivilisierten Menschen durch Verstopfung mehr Unglück entsteht als durch jede andere Krankheit, ergibt sich daraus der Schluß, daß jede Art von Übung, durch welche man die Verstopfung verhindern oder beheben kann, ein unschätzbarer Segen ist.

Die Surya Namaskars sind vorwiegend darauf berechnet, die Bauchmuskeln und den ganzen Verdauungskanal so in Bewegung zu setzen, daß die wurmartige Tätigkeit der Eingeweide angeregt wird, von der eine gründliche Entleerung von überflüssigen Stoffen bewirkt wird.

Die Muskeln, die von primärer Wichtigkeit sind und die zugleich bei der normalen Frau und dem normalen Mann, die von Berufs wegen eine sitzende Lebensweise führen, meistens vernachlässigt und am wenigsten geübt werden, sind die Bauchwände.

Die meisten Stellungen in den Surya Namaskars sind besonders dazu erdacht, die Bauchwände zu strecken und zusammenzuziehen, wodurch die Entleerung des Darms am besten gefördert wird. Diese besondere Eigenschaft der Surya Namaskars möchten wir ausdrücklich betonen. Bei keinem anderen Übungssystem finden wir derartige streckende und zusammenziehende Bewegungen.

Sie werden vielleicht fragen: "Wozu brauche ich noch die Namaskars, wenn ich schon den ganzen Tag hart arbeite und reichlich Bewegung habe?" Die beste Antwort finden Sie selbst, wenn Sie Ihren eigenen Körperzustand analysieren. Bedenken Sie, der Grund dazu, daß Sie körperlich und geistig nicht in bester Form sind, liegt darin, daß Sie nicht die *richtige* Art der Bewegung haben. Die Surya Namaskars machen nicht nur Ihre Verdauungsorgane und deren Funktion wieder normal, sondern bauen *Ihren ganzen Körper* neu auf. Das vermag keine tägliche Beschäftigung, da alle körperlichen Berufsarbeiten bestenfalls einige Teile Ihres Körpers entwickeln und kräftigen - doch meistens nur *auf Kosten anderer Teile.*

In unserem eigenen Fall schien die Verstopfung eine Familienkrankheit zu sein, die vom Vater auf den Sohn vererbt wurde. Das Übel lief durch unsere ganze Familie.

Lag das nur daran, daß die gleichen diätetischen oder hygienischen Irrtümer von einer Generation zur anderen fortgepflanzt wurden? Wie dem auch sei - nachdem wir trotz beharrlicher und systematischer jahrelanger *anderer* Übungen ständig an dieser Krankheit litten, kamen wir zu der Überzeugung, daß wir uns damit als mit einer Familienerbschaft abfinden müßten.

Diese Verstopfung verursachte Anhäufungen, die vor unserer Hinwendung zum Sonnengebet auf operativem Wege entfernt werden mußten. Die Operation erleichterte unseren derzeitigen Zustand, aber die Verstopfung kam wieder.

Seit wir jedoch mit den Surya Namaskars anfingen, verschwand unser Erzfeind, die Verstopfung, allmählich und war nach wenigen Jahren vollkommen behoben. Heute sind wir völlig davon frei, obwohl die allgemeine Erfahrung lehrt, daß Verstopfung in vorgeschrittenem Alter viel hartnäckiger ist. Zweifellos wären wir heute bei noch robusterer Gesundheit, wenn wir von Kindheit auf an die Surya Namaskars gewöhnt gewesen wären!

Die Tuberkulose

Ein weiteres ganzes Kapitel wollen wir der zweiten grossen Geißel der Menschheit widmen - der Tuberkulose. Wir sprechen hier von der Lungen-Tuberkulose.

Die Bakterientheoretiker sind der Ansicht, daß diese Krankheit durch mikroskopische Keime verursacht wird, die man Tuberkelbazillen nennt - denn wenn immer ein Teil des Körpers von Tuberkulose angegriffen ist, werden ganze Scharen dieser Bazillen darin gefunden. Gleichzeitig aber geben sie zu, daß Menschen mit genügend starker Widerstandskraft *nicht* von solchen Keimen angegriffen werden *können*. Daraus folgt, daß man bei erhöhter Widerstandskraft keine Furcht vor diesen Bazillen - und also vor der Tuberkulose - zu haben braucht. Und durch die Surya Namaskars erreicht man fraglos eine beträchtliche Steigerung der Widerstandskraft.

Nur wenn der Boden bereit ist, auf dem der Tuberkelbazillus gedeihen kann, werden die Verheerung, die er anrichtet, bemerkbar.

Auch im Hals oder im Speichel kerngesunder Menschen findet man Keime von zahlreichen Krankheiten, wie Diphterie, Typhus, Malaria oder Tuberkulose. Jeder Stadtbewohner atmet und schluckt Millionen solcher Erreger. Manche erliegen ihnen, andere widerstehen ihnen.

Daher möchten wir mit allem Nachdruck betonen; wenn Sie sich durch die Surya Namaskars eine kräftige Gesundheit und Widerstandskraft erworben und behalten haben, brauchen Sie keine Bazillen zu fürchten!

"Die erlauchtesten Köpfe der medizinischen Wissenschaft haben seit Jahren ein Wundermittel gesucht. Sie suchen es noch. Die Menschheit wartet."

Die Gewohnheit, nach Möglichkeit im Freien zu schlafen und tagsüber im Freien zu leben, zeitigt nicht die Erfolge, die man sich davon erhofft, obschon sie beträchtlich dazu beiträgt, die Schwindsucht auszukurieren und ihr vorzubeugen.

Das einzige *unfehlbare* Mittel zur Heilung und Verhütung der Tuberkulose liegt in der richtigen Atmung.

Unter dem Ausdruck "tief atmen" versteht man gewöhnlich, daß die Lunge mit Luft gefüllt wird, um ihr Aufnahmevermögen zu steigern. Jedoch das *Geheimnis* des Tiefatmens ist nicht so sehr die Methode des Einatmens als die des Ausatmens. Die besondere Ausatmung, die alle unser Autoritäten empfehlen (Patanjali, Yajnavalkya, Vasistha, Hatha-Yoga-Pradipika, Amrita-Bindu-Upanishad) besteht darin, langsam und nur durch die Nase auszuatmen und dabei den Magen so weit heraufzudrücken oder einzuziehen wie man irgend kann, um alle giftbeladene Luft aus der Lunge auszustoßen.

Die meisten amerikanischen und europäischen Spezialisten für Atmung stimmen unserem Grundsatz und unserer Methode des Ausatmens bei.

"Bedenken Sie nur", bemerkt Dr. W.L. Lucas, "was das Tiefatmen für Sie bedeutet. Welcher Art auch Ihre körperlichen Beschwerden sein mögen, das Tiefatmen wird Ihnen helfen, sie zu überwinden. Es hilft Ihnen bei kalten Füßen, indem es mehr Oxygen ins Blut bringt; es hilft Ihnen die Verstopfung beheben, indem es eine innere Massage der Eingeweide ist; es hilft Ihnen, die Trägheit der Leber zu überwinden, da es diesem Organ Bewegung und Anregung verschafft; es hilft Ihnen, Ihren Rheumatismus auszuheilen, da es genug Sauerstoff herbeischafft, um einen Teil der fremden Ablagerungen zu verbrennen, die sich in verschiedenen Teilen Ihres Körpers gebildet haben; es kostet nichts und hat ausschließlich gute Nachwirkungen."

Die Besserung und Heilung von Auszehrung und die Verhütung von Lungenentzündung ist ebenso abhängig von der Luft, die Sie ausatmen wie von der, die Sie einatmen.

Sie werden merken, wie diese wissenschaftliche Methode des Atmens mit den Surya Namaskars verknüpft ist. Um einen Namaskar auszuführen, muß man den Magen dreimal pressen oder einziehen, weil man so die vollständige Ausatmung sichert.

Also machen Sie automatisch nicht weniger als fünfundsiebzig tiefe Atemzüge, um *eine* Runde von fünfundzwanzig Namaskars auszuüben. Auf vier Runden - eine Anzahl, die jeder Erwachsene, Mann oder Frau, leicht innerhalb von dreißig Minuten fertig bringt - kommen also tatsächlich dreihundert tiefe Atemzüge - das heißt, Sie atmen dreihundertmal tief ein, halten dreihundertmal den Atem an und stoßen ihn dreihundertmal wieder aus.

Anweisungen für die Diät

Durch das Studium der Ansichten moderner europäischer und amerikanischer Diätetiker und durch unsere eigenen persönlichen Erfahrungen auf diesem Gebiet sehen wir uns veranlaßt, auf die Bedeutung der Diät mit größtem Nachdruck hinzuweisen. Wir möchten jedoch kein Dogma über diesen Gegenstand aufstellen, sondern Ihnen nur einige Winke und Ratschläge zu diesem Thema unterbreiten.

Die Diät eines jeden Tages sollte unbedingt eine reichliche Menge guter, frischer Milch einschließen. Jeder Mensch sollte mindestens zu jeder Mahlzeit eine Tasse Milch trinken. Auch alle Milchprodukte - Käse, Buttermilch und Butter etc. - sind gut und bekömmlich.

Früchte und Beeren in größerer Menge sind immer zu empfehlen. Und zu jeder Mahlzeit sollte eine Handvoll Nüsse gehören.

Bei Körnerfrüchten ist es lebenswichtig, daß die ganze natürliche Frucht verzehrt wird; Hülsen und Klei dürfen nicht entfernt werden - wie bei braunem Reis, den man unpoliert und ganz essen soll, und ganzen Weizenkörnern. Noch bekömmlicher sind diese Körnerfrüchte, nachdem sie ein wenig angekeimt sind.

Erbsen, Bohnen, Saubohnen und Linsen bilden eine sehr schmackhafte und kräftige Nahrung, wenn man sie leicht ankeimen läßt und zerstampft, abschmeckt und mit gerösteter Kokosnuß und Zwiebel anrichtet; sie enthalten reichlich Vitamine und Mineralsalze.

Frische Früchte sind nicht das ganze Jahr hindurch zu bekommen, oder oft nur zu sehr hohen Preisen; aber Körnerfrüchte, Erbsen und alle Arten Bohnen dienen - besonders wenn sie gekeimt sind - in gewissem Ausmasse dem gleichen Zweck wie Früchte.

Alle Blattgemüse sollten, wenn irgend möglich, roh gegessen werden, denn das Kochen zerstört beträchtliche Teile ihres Wertes.

Kartoffeln, Karotten und Zwiebeln kann man auf unendlich viele Arten genießen - roh, gekocht, gedünstet, gebacken.

Die Tomate, eine mit Hinsicht auf den Nährwert wichtige Frucht, ist ein wichtiger Teil der Kost, denn sie enthält ungemein viele Vitamine und Mineralsalze.

Eier und Eidotter sind fast ebenso unentbehrlich wie Milch.

Raffinierter Zucker ist entbehrlich und möglichst zu vermeiden. Wenn es unbedingt notwendig ist, verwende man ihn so sparsam wie möglich. Rohzucker oder Honig sind besser.

Doch was man auch immer zu sich nimmt - die Menge der Kost sollte man dem Bedarf des Körpers entsprechend regeln. Ein Mensch, der körperlich arbeitet, wird größere Mengen benötigen als ein Schreiber.

Dagegen soll man viel Wasser trinken, besonders zwischen den Mahlzeiten. Es ist sehr bekömmlich, morgens als erstes ein großes Glas Wasser und zwischen den Mahlzeiten mehrere Gläser zu trinken. Ein berühmter Arzt sagte einmal, wenn alle seine Patienten acht Gläser Wasser täglich tränken, wie er es täte, so würde nicht einer von ihnen jemals wieder zu ihm kommen.

In diesem Kapitel über die Diät müssen wir ein Wort der Warnung aussprechen, das besonders für die jungen Anhänger der Körperkultur bestimmt ist. Lassen Sie sich nicht von dem Gedanken irreführen, daß Ihre

Fähigkeit, große Mengen Eßwaren zu vertilgen, die beste Probe auf Ihre Körperkraft sei. Auf diese besondere Schwäche müssen wir nachdrücklich hinweisen, weil sie so allgemein ist.

Eine andere Form solcher Schwäche ist das "Schlingen". Man sollte beide Gewohnheiten vermeiden. Sie sind dazu angetan, den Verdauungsorganen eine unverantwortliche Belastung aufzuerlegen und dadurch einen Zustand hervorzurufen, der für jede Krankheit aufnahmefähig macht. Vergessen Sie nie, wieviele Krankheiten durch zu reichliches oder zu schnelles Essen entstehen! Es ist eine gute Regel, weniger zu essen, sich aber mehr Zeit dazu zu nehmen.

Wenn Sie merken, daß Ihr Magen oder Ihre Leber nicht richtig arbeiten, greifen Sie nicht zu Medikamenten, sondern fasten Sie und entlasten Sie dadurch Magen und Leber.

Sehr häufig hört man die Frage: "Wieviele Mahlzeiten soll man täglich einnehmen?" Obwohl die Antwort von zahlreichen Faktoren abhängen kann - von dem Aufnahmevermögen des Essers, von dem Leben, das man führt, von der Qualität und Quantität der Nahrung, die man zu sich nimmt - möchten wir doch aus eigener und fremder Erfahrung sagen, daß für einen Erwachsenen, Mann oder Frau, drei Mahlzeiten am Tage ohne Imbiß dazwischen absolut genügen. Der Tee sollte eine "Trinkzeit" keine Mahlzeit sein.

Jedoch wie vorsichtig wir mit der Wahl der richtigen Nahrung und der Regelung ihrer Menge auch sein mögen, irgendwelche unerwünschten und unnötigen Eßwaren und Getränke finden teils durch unsere Unwissenheit, teils durch die Macht der Gewohnheit doch immer ihren Weg in unseren Magen und werden Störungen verursachen.

Um diese unangenehme Folgeerscheinung wieder gut zu machen, ist es absolut notwendig zu fasten; das ist die richtige Abwehrmaßnahme.

Die "Goldene Regel" heißt: "Faste, wenn du deinen Appetit verlierst!" Die Appetitlosigkeit ist das Warnsignal, mit dem die Natur Dir sagen will, daß Du deinen Verdauungsorganen keine weiteren Lasten aufbürden sollst. Gut ist es, wenn man jede Woche oder alle vierzehn Tage einen bestimmten Tag zum Fasten festlegt.

Viele Religionen haben einen oder mehrere Fastentage vorgeschrieben, Ramadan, Roza, Ekadashi, die christliche Fastenzeit und andere.

Man kann vollständig oder teilweise fasten. Bei absolutem Fasten darf man nichts zu sich nehmen als reines Wasser.

Als teilweises Fasten ist eine Nur-Milch-Diät zu empfehlen (und auch die Milch sollte mit Wasser verdünnt werden), oder eine Wasser- und Honigmischung, oder klare Suppe, oder Orangensaft, Zitronensaft oder Buttermilch. Zu der Suppen- Orangen-, Zitronen- oder Buttermilchdiät kann man unbesorgt die gleiche Menge trinken.

Auch über eine gesunde Art zu kochen dürfte noch ein Wort am Platze sein.

Die schlechte Gewohnheit, Gemüse, Körnerfrüchte und andere Nahrung in viel Wasser zu kochen, zerstört die nahrhaften Stoffe, die in ihnen sind. Das überflüssige Wasser wird nach dem Kochen meist fortgegossen, und man ißt die ausgelaugten Reste der Nahrungsmittel!

Unsere Hausfrauen und Köchinnen kochen mache Gemüse, Körner- und Hülsenfrüchte zu Tode. Um ganz sicher zu gehen, daß kein Leben mehr darin ist, wechseln sie auch noch zwei- oder dreimal das Wasser! Auf diese Weise gehen alle Mineralsalze verloren - Salze, die für die Gesundheit lebenswichtig sind.

Wenn die Gemüse nun ihre Frische und ihren Wohlgeschmack verloren haben, gießt man Saucen und Gewürze und Extrakte darüber, in dem vergeblichen Bemühen, die verlorene Schmackhaftigkeit wiederherzustellen.

Dieselben Gemüse behalten jedoch, wenn man sie richtig zubereitet, alle nahrhaften Stoffe und ihre Schmackhaftigkeit, und die Fülle und Verschiedenartigkeit dieses Geschmackes kann durch die berühmtesten und pikantesten Saucen nicht annähernd erreicht werden.

Es gibt viele ausgezeichnete Methoden des Kochens, aber das Grundprinzip ist überall das gleiche.

Es heißt mit kurzen Worten: Koche mit Dampf!

Man bekommt vielerlei Dämpfer auf den Markt in allen Preislagen. In manchen kann man eine ganze Mahlzeit kochen. Diese verschwenden nicht einen Tropfen des Gehalts der Nahrungsmittel, die man hineinlegt.

Jedoch kann man auch jede Art Nahrung "dämpfen", indem man sehr wenig Wasser in den Kochtopf gießt, ihn so zudeckt, daß er praktisch luftdicht ist und ihn auf eine sehr kleine Flamme stellt. Um zum Beispiel sechs mittelgroße Kartoffeln zu kochen, legt man sie in einen Topf, der sie gerade faßt. Dann gießt man eine halbe Tasse Wasser dazu und bedeckt den Topf möglichst luftdicht. Wenn die Kartoffeln gar sind, sollte das Wasser völlig verdunstet sein. Übrigens sollen Kartoffeln immer in der Schale gekocht werden, um ihre Güte zu bewahren, und erst nach dem Kochen gepellt werden.

Schüttelt man den Topf noch ein wenig über der Flamme, so sind die Kartoffeln ein Mahl für jeden König! Sie sind vollkommen trocken und erstaunlich gehaltvoll und schmackhaft.

Oder wenn man die Ofenhitze zum Backen braucht, kann man die festgeschlossene Schüssel mit einer geringen Wassermenge in den Ofen schieben, und die Gerichte werden dort genau so gut gar und behalten die gleiche Qualität.

Da man jetzt überall feuerfestes Glas haben kann, ist es ein ausgezeichneter Gedanke, die Kochtöpfe mit feuerfesten Deckeln zu versehen. Dann kann man den Fortschritt des Kochprozesses beobachten und sofort sehen, wenn das Wasser eingekocht ist, ohne den Deckel aufzuheben.

Noch eine Vorsichtsmaßregel: Wir streben nach Gesundheit, Glück, Leistungsfähigkeit und Langlebigkeit - nicht nach starken, ins Auge fallenden Muskeln. Daher raten wir Ihnen: machen Sie selbst ausfindig, welche Qualität und Quantität der Nahrung Ihnen zuträglich ist, ebenso das Maß an Leibesübungen, Arbeit, Erholung und Ruhe, die Sie brauchen.

Man kann nur selbst und nur durch vorsichtiges Ausprobieren das Verhältnis zwischen Arbeit und Spiel, Schlaf und Wachsein, Essen und Fasten, Bewegung und Ruhe regulieren. Wir können Ihnen hier nur allgemeine Richtlinien andeuten, mehr nicht.

In Marathi gibt es ein sehr schönes Sprichwort, welches besagt, daß die Konstitutionen aller Menschen so verschieden sind wie ihre Gesichter, und daß daher jeder Einzelmensch für sich selbst herausfinden muß, was ihm persönlich notwendig ist.

Die richtige Auswahl der Diät - das heißt der lebenswichtigen Nahrungsmittel mit regelmäßigen Unterbrechungen durch Fasten - sollte, wenn sie mit systematischen Surya Namaskars verbunden wird, bereits in einer einzigen Generation einen wundervollen Fortschritt an Gesundheit, Kraft, Energie und sogar körperlicher Größe eines Volkes hervorbringen.

Neues Leben für Jedermann

Dieses Kapitel soll eine Art Zusammenfassung sein. Wir werden all die Gründe zusammenstellen, welche die Surya Namaskars zu einem allgemein annehmbaren, praktischen und bequemen System der Leibesübung machen.

Sie können ausnahmslos von jedem Menschen ausgeübt werden.

Sie können vom Einzelnen, aber ebenso in Gruppen von Hundert oder Tausend vorgenommen werden

Sie können in der Freiluft wie im Zimmer gemacht werden, bei Tag wie bei Nacht, und zu allen Jahreszeiten.

Sie nehmen nicht länger als ein paar Minuten in Anspruch.

Sie sind leicht zu lernen und leicht zu behalten.

Sie sind keine Spezialübungen für den einen oder anderen Teil des Körpers, sondern sind für den ganzen Körper gut.

Sie erfordern keinerlei Ausrüstung.

Sie können das ganze Leben hindurch gemacht werden - von der Kindheit bis ins hohe Alter, und dadurch zur selbstverständlichen Gewohnheit werden.

Sie können überall und jederzeit vorgenommen werden, wo man gerade geht und steht.

Sie kosten nichts, und man braucht weder Geld, um damit anzufangen, noch um sie weiter durchzuführen.

Sie kräftigen das gesamte Verdauungssystem und heilen oder verhüten Verstopfung.

Sie entwickeln die Lunge und wehren daher die Tuberkulose ab; sie haben sogar in hohem Grade eine Heilwirkung auf erkrankte Lungen.

Sie kräftigen das Herz und sind ein ausgezeichnetes Mittel gegen zu hohen Blutdruck, Herzklopfen und andere Herzstörungen, indem sie den Blutkreislauf verbessern. Lebhafte Blutzirkulation ist eine Grundbedingung zur Gesundheit.

Sie frischen das Nervensystem auf und beseitigen Schwindel, Vergeßlichkeit, Bedrücktheit und andere seelische Störungen.Obwohl zerrüttete Nerven zur Genesung längere Zeit brauchen und schwieriger auszuheilen sind als andere Zellen, wird die richtige und regelmäßige Durchführung der Surya Namaskars sie langsam aber sicher wieder in den normalen Zustand bringen.

Sie regen die Drüsentätigkeit an und verleihen den Drüsen neue Kraft. Durch die streckenden und pressenden Bewegungen des Halses und der Kehle wird die Schilddrüse angeregt und der Kropfbildung vorgebeugt. Richtige Funktion der Drüsen ist unbedingt notwendig, wenn man gesund und anziehend sein will.

Sie verbessern Farbe und Funktion der Haut, indem sie sie fähig machen, giftige Unreinheiten durch gründliche Transpiration auszustoßen und die vitale Energie aus der Luft aufzunehmen. Eine reine Haut, die vor Gesundheit förmlich leuchtet, ist für den Mann wie für die Frau im geschäftlichen wie im gesellschaftlichen Leben ein äusserst einnehmender Faktor.

Sie kräftigen Hals, Schultern, Arme, Handgelenke, Finger, Rücken, Taille, Bauch, Schenkel, Knie, Waden und Fußgelenke. Die Kräftigung des Rückens ist bekanntlich eine einfache, aber sehr wirksame Kur gegen Nierenstörungen.

Sie verschönern und entwickeln die Büste der Mädchen und Frauen, halten sie fest und elastisch, stellen ihre normalen Funktionen wieder her und erhöhen die Menge und verbessern die Qualität der Milch bei stillenden Müttern.

Sie regen Uterus und Eierstöcke an, beseitigen Periodenstörungen und die damit verbundenen Schmerzen und das Unbehagen; sie machen das Gebären weniger schmerzhaft und viel weniger gefährlich.

Sie verhindern den Haarausfall und verringern das Ergrauen.

Sie vermindern die üblen Wirkungen der hohen Absätze, engen Schuhe, Gürtel, Kragen wie anderer einengender Kleidungsstücke, welche die Mode oft verlangt.

Sie beseitigen überflüssiges Fett, besonders an Bauch, Hüften, Schenkel, Hals und Kinn.

Sie lassen übermäßig vorspringende Adamsäpfel durch Vorwärtsbeugen des Halses zurücktreten.

Sie beseitigen peinlichen Schweißgeruch.

Sie korrigieren Krummbeinigkeit.

Sie machen immun gegen Krankheit, indem sie die Widerstandskraft erstaunlich steigern.

Sie verleihen Ihnen Grazie und Anziehungskraft und machen Sie wohlgeformt und anmutig.

Sie sind die schnellste Methode zur Steigerung und Bewahrung jugendlicher Frische. Der Geist der Jugend ist ein unschätzbarer Besitz. Es ist herrlich zu wissen, daß man leistungsfähig ist und das Gute, das das Leben bietet, genießen kann.

Sie flößen Ihnen gute und zuversichtliche Gedanken ein und tragen dazu bei, Sie positiv und mitfühlend zu stimmen.

Sie erschließen Ihnen in kurzer Zeit die Tore zu wundervoller Gesundheit, Kraft, Leistungsfähigkeit und langem Leben - Güter die das Erbe eines jeden Menschen sind! Und es kostet Sie nichts, garnichts, den Versuch zu wagen!

All diese Güter kann jeder Mann und jede Frau durch die Surya Namaskars erringen, da diese die einzigartige Fähigkeit besitzen, die Tätigkeit aller lebenswichtigen Organe mit den Muskeln und anderen Körperteilen zusammenwirken zu lassen, wodurch alle gleichmäßig entwickelt und gestärkt werden.

Wir behaupten nicht, daß die Surya Namaskars ein Zaubermittel gegen alle Übel darstellen, die nun einmal das Erbe der Menschheit sind; aber wir können unseren Lesern - ob sie alt oder jung, reich oder arm, stark oder schwach, Männer oder Frauen sind - ohne Bedenken versichern, daß dieses System der Leibesübungen jeden, der es treu und beharrlich durchführt, mit dem herrlichsten aller Geschenke belohnen wird: mit tadelloser Gesundheit, schwingender Energie und

neuem Leben für Jung und Alt!

Für mich und die Meinen ist das Leben durch die Surya Namaskars zu einer Hymne des Glückes geworden.

Dieses kleine Buch ist mein Dankopfer.

Titel aus unserem Verlagsprogramm

Renate Gallert
In den Fängen des Guru
ISBN 978-3-89575-140-0 / 311 Seiten

Indien - ein faszinierendes Land voller verborgener Geheimnisse und Mysterien, genau die richtige Szenerie für eine spirituelle Selbstfindung. Die Reise nach Indien wird eine Reise in die tiefsten Schichten der menschlichen Seele und es beginnt eine Auflösung des Karmas vieler Jahrhunderte. Doch während die Schüler des Gurus versuchen ihr innerstes Wesen zu entdecken, erfahren sie ungewollt die verborgene Kraft der magischen Sexualität - ein geheimes Wissen, das ursprünglich nur für eingeweihte Brahmanen bestimmt war.

Werner Giessing
Erwecke die Kraft des Handlesens in Dir
ISBN 978-3-89575-148-6 / 242 Seiten

Entdecken Sie die faszinierende Welt der Handlesekunst. Über 150 Zeichnungen und Fotografien ergänzen den Text, so daß die Kunst des Handlesens kein Geheimnis mehr bleibt.

Unsere Titel von Krishnamurti:
Leben ohne Illusionen
ISBN 978-3-89575-057-1 / 109 Seiten

Krishnamurti befaßt sich in diesem Buch mit dem Gesamtproblem des menschlichen Daseins. Er lenkt die Aufmerksamkeit auf Fragen der Meditation, der Liebe, des Mitleids, der Angst und auf die Schmerzen des Menschenlebens mit all' seinem Leid, Terror und Gewalt.

Das Tor zu Neuem Leben
ISBN 978-3-89575-058-8 / 159 Seiten

In Kommunion mit dem Leben
ISBN 978-3-89575-060-1 / 157 Seiten

Das Netz der Gedanken
ISBN 978-3-89575-059-5 / 98 Seiten

Artha Verlag
Grüntenseestr. 30 c
D 87466 Oy-Mittelberg

*Bücher zum Lesen,
Denken und Verändern*